굿바이
과민대장
증후군
- 개정판 -

오랜 시간 괴롭히는 설사. 화장실이 가기 두려운 변비.
사회생활을 힘들게 하는 가스와 복통

굿바이 과민대장 증후군

개정판

이진원 지음

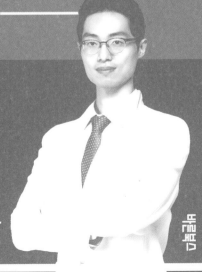

교보문고
건강분야
베스트셀러

프랑크푸르트
국제도서전
초청작

여유롭고 편안한 생활을 위한
과민대장증후군의 바이블

과민대장증후군에 답이 있다!

뷰컴즈

과민대장증후군, 과민성 대장증후군, 과민성 장염, 과민 대장증, 가스 증후군… 여러 이름이 있지만, 정식 명칭은 과민대장증후군입니다. 이 책을 접하시는 분들은 거의 과민대장증후군 환자일 거로 생각합니다. 그리고 병원에 가도 별 소용없는, 이 질환으로 끝없이 고통받고 계시리란 것도 알고 있습니다.

저는 대략 20~21년 전부터 과민대장증후군을 앓고 있습니다. 지금이야 누구나 이 병의 이름을 알고 있지만, 그때만 하더라도 과민대장증후군이란 병의 개념이 도입된 지 얼마 되지 않았었고, 어딜 가도 쓸만한 치료를 받기 힘든 상황이었습니다. 게다가 운이 안 좋게도, 제 병은 과민대장증후군 중에서도 증상이 안 좋은 편이어서 일상생활에 큰 지장을 초래한 것은 물론이고 저체중까지 오게 되었지만 대학병원에서조차 별다른 해결책을 제시해주지 못했습니다.

음식만 먹으면 화장실에 가고, 먹는 것보다 더 많은 것들을 싸는 것 같고, 어딜 가나 화장실부터 확보해둬야 마음이 편한 시기였습니다. 복통이나 복부 불쾌감 같은 건 참을 수 있었지만 한참 고등학교에 다닐 때라 '이제 열심히 공부할 시기인데'라는 생각에 마음만 다급하고 뾰족한 수가 없었습니다. 병원에서는 아무런 효과를 못 봤기 때문에 한의원에도 다녀보고 온갖 민간요법과 좋다는 영양제도 다 써봤지만 조금 나아질 뿐 필요한 만큼 좋아지진 않았습니다.

그 후 '내 병은 내가 고쳐야겠다'라는 생각에 많은 자료를 살펴보고 공부하다가 현대 의학적 접근으로는(그 당시의 기술로는) 답이 안 나온다고 판단되어 한의대에 들어갔습니다. 당연히 입학 초반부터 가장 큰 관심사는 내과였고, 어떻게든 빠르게 스스로를 고치기 위해 많은 노력을 기울였습니다. 다행히도 스스로에 대한 연구, 공부, 치료가 잘 이루어져서 정상 체중을 회복하고 증상이 많이 안 좋을 때는 음식을 조심하는 것 외엔 생활에도 큰 지장 없이 잘 지내고 있습니다. 하지만 아직 완치된 것은 아니니 계속 해답을 찾고 있긴 하지만요.

의사들 사이에선 이런 이야기가 있습니다.

"그날 공부한 질환이 있으면 반드시 며칠 안에 그 질환을 가진 환자가 온다."

과민대장증후군에 대한 연구는 항상 손에서 놓지 않고 있었기 때문인지 위 속설처럼 찾아오는 환자들도 대부분 과민대장증후군 환자들이었습니다. 저처럼 증상이 심해서 저체중이 오시는 분들도 계시고, 우울증이나 공황장애를 함께 갖고 오시는 분들도 계셨지만, 대부분은 그 정도로 안 좋은 증상은 아니었습니다. 그렇기 때문에 대부분의 환자들은 치료하면 확실히 좋아지고 있습니다.

2017년 《굿바이 과민대장증후군》이 출간된 이후로 전국에서 과민대장증후군 환자분들이 몰려오며 좀 더 많은 분들이 회복하실 수 있었고, 그 경험을 좀 더 공유해보고자 개정판을 내게 되었습니다.

이 책을 내게 된 이유는 이것입니다. 과민대장증후군은 대장질환 중 가장 흔한 질환임에도 불구하고 환자들이 볼 서적 한 권 없는 의사들에게 소외된 질환입니다. 정보의 바다라는 인터넷에도 제한된 정보를 재가공한 얕은 수준의 지식만 존재하고 대부분 광고만 나옵니다. 덕분에 항간에 떠도는 근거 없는 소문만 믿고 자신의 질환 관리를 잘 못 하고 계신 환자분이 대부분입니다. 그분들 중 일부는 제가 정확한 이야기를 알려드려도 쉽게 믿지 못합니다.

질환을 치료하는 가장 좋은 방법은 잘 아는 것입니다. 의사도 잘 알아야 하지만 환자도 스스로에 대해 정확히 이해하는 것이 무척 중요하죠. 의사는 10분도 안보지만 나는 내 몸을 하루 종일 돌보니까요. 과민대장증후군이라고 다를 것 없습니다. 보다 정확하고 자세한 정보로 무장한 다음 적절한 치료를 받으며 일상생활 관리를 해준다면 얼마든지 건강하게 지낼 수 있습니다.

이제 이 책을 통해 여러분께 알려드리고자 하는 내용은 '과민대장증후군에 대한 모든 것'입니다. 일반인이 이해할 수 있는 수준에서 존재하는 모든 의학적 내용을 알려드릴 것이며, 이와 관련한 한의학적 내용도 놓치지 않을 것입니다. 그리고 일상생활 관리와 민간요법, 효과 있다는 각종 영양제 그리고 요즘 많이들 활용하시는 장과 관련된 수많은 통합의학적 접근 방법까지 빼먹지 않고 알려드리겠습니다. 앞으로 한의학적 설명이 많이 나올 텐데요, 한의학은 모두에게 생소한 이야기가 될 것 같아 미리 알고 있으면 좋을 이야기들을 설명하고 시작하겠습니다.

한의학은 자연 발생적으로 많은 장소에서 많은 시간을 거쳐 이루어진 학문입니다. 대체적으로 의사와 환자의 주관을 중시하며 발전해왔기 때문에 각각의 한의사마다 제 나름대로 한가지의 학문 체계가 있다고 해도 과언이 아닙니다. 그래서 실제 같은 환자가 여러 한의원을 다녀보면, 단 한 군데도 같은 처방을 내리지 않는 모습을 볼 수 있습니다. 특별히 같은 방식으로 진료하기로 합의한 경우를 제외하고 말입니다.

그럼에도 이를 모두 한의학이라 부르는 것은 의사마다 제각각이지만 학문적 중심 이론은 통일되어있고 같은 사고체계 하에 발전해왔다는 것입니다. 그래서 많은 의사가 한 환자에게 다른 처방을 내리지만 사실 목표로 하는 바는 같고 대부분의 치료가 성공적이게 됩니다. 비유하자면 서울에서 부산을 간다는 목표는 같지만 비행기를 타고 갈지, 기차를 타고 갈지 방법이 다른 것이죠. 그래서 이토록 다양한 의학 이론들을 모두 묶어 한의학이라 부를 수 있는 것이죠.

한의학과 중의학도 마찬가지입니다. 사실 외국에서는 중의학으로 알려졌죠. 한의학과 중의학은 학문적 중심 이론은 같고, 같은 사고체계 하에 발달하긴 했습니다만, 조선 중기 이후로 한의학과 중의학은 같다고 보기엔 묘하게 다른 부분이 나타나기 시작했습니다. 중의학의 온병 이론이나 한의학의 사상체질과 같은 것이 대표적인 부분인데요, 이런 것들이 병과 환자를 바라보는 관점 자체에 미치는 영향이 컸기 때문에 학문적으로 한의학이 중의학에서 갈라져 나온 계기가 되었습니다. 요즘 들어 국제화 시대에 맞게 학문 교류가 많이 일어나고 중의학과 한의학의 원류가 같았기 때문에 결국 다시 비슷해져 가고 있습니다.

그렇지만 정작 여러분이 궁금하신 건, '한의원에 가면 도움되려나?', '병원에서 가지 말라 그랬는데 효과를 떠나 위험하지 않을까?' 이런 것들이라는 걸 잘 압니다. 한의학은 비록 수천 년 동안 우리 생활과 함께 해왔지만, 현대인이 사용하는 용어와 사고체계가 많이 달라 이해하기가 어렵습니다.

저도 처음 한의학을 배울 때 '뭐 이런 학문이 다 있나?' 하면서 비논리적으로 보이는 체계 속에서 허덕였습니다. 도무지 실용 학문으로서의 가치가 보이지 않았죠. 하지만 많은 책들을 보고 예전 사람들의 사고방식과 나름대로 합리성을 이해하고 나서는 한의학의 실용적 가치를 충분히 느낄 수 있었습니다. 서양의학이나 한의학이나 사용하는 용어와 표현의 방식이 다를 뿐 결국 같은 인간을 두고 치료해가며 발달한 학문이기 때문이죠. 실제 제가 생각했던 것보다 한의학은 많이 발달한 학문이었고 서양의학의 한계를 잘 극복하는 데 큰 도움이 되고 있습니다.

과민대장증후군은 서양의학에서 원인은커녕 정의조차 쉽게 내리지 못하고 있습니다. 물론 나중에는 의학이 더욱 발달하여 과민대장증후군을 체계적으로 다시 분류하고 각각의 원인을 찾아 치료할 수 있겠지만, 현재로써는 꿈에 가까운 일입니다. 다행인 점은 한의학이 이런 부분에 있어 도움을 줄 수 있다는 점입니다. 실제 과민대장증후군에 대한 한의학적 치료는 꽤 오래 전부터 다른 기록들이 남아있으며, 최근 연구에서도 그 효과가 상당히 입증되고 있습니다. 물론 한의학으로 과민대장증후군을 완치할 수 있다고 말하기엔 많이 이르지만, 서양의학에서 잘 다루지 못하는 부분을 보완하기에는 충분한 수준입니다. 이러한 점에서 한의학적인 접근을 해볼 필요가 있습니다. 의학이 발달할 때까지 마냥 기다릴 수 없으니 한의학적 수단이라도 활용해서 증상을 경감시키고 ***관해기를 오래 유지해야 합니다.

'한약은 간독성이 있고 위험하고 검증되지 않았고…' 이런 걱정을 하는 분들도 많다고 생각합니다. 저도 많은 부분 동의하는 이야기입니다. 그럼 빨리 검증하면 되지 왜 안 하고 있을까요? 가장 큰 원인은 한의학과 서양의학의 관점 차이에서 기인합니다. 서양의학에서는 인체를 여러 기관으로 나누고, 다시 더 작은 단위로 나눠 성분을 찾고 이들이 각각 하는 역할을 찾아 필요한 것이 있으면 보충해주고 지나친 부분이 있으면 억제해주는 방식으로 치료합니다. 계통적으로 분류하고, 성분을 찾으며 각각의 기능을 찾는 것에 주력합니다.

한의학은 다른 방식으로 접근합니다. 소화기를 위장, 대장, 소장 등으로 분류하긴 하지만, 여기서 더 세부적으로 나누거나 성분을 찾으려는 노력은 하지 않습니다. 물론 한의학이 발전하던 시기에 그런 것들을 찾을 기술이 없기도 했지만, 아마 사고방식이 달랐기 때문에 현미경 기술이 있었어도 이런 방향으로는 발달하지 않았을 겁니다. 대신 각각의 장기가 서로 어떤 영향을 주고받는지를 찾는 데 더욱 집중했습니다.

관해기

병을 치료하지는 못했지만, 증상이 나타나지 않게 만들어둔 상태를 '관해'라고 이야기합니다. 주로 백혈병, 크론병과 같은 난치병에서 많이 활용하는 개념이죠. 쉽게 생각하자면 환자가 느끼기엔 완치 상태와 비슷하지만, 병이 다 나은 것은 아니어서 잠재적인 위험이 도사리고 있는 상태라고 볼 수 있습니다. 이런 관해 상태를 유지하는 기간을 '관해기'라고 부릅니다.

수많은 장기가 서로 주고받는 영향에 집중한 결과, 치료법도 독특하게 발달했습니다. 서양의학에서는 병이 생긴 부위의 성분을 분석하고 이곳에 직접 작용하는 약을 위주로 만들어왔지만, 한의학은 병이 생긴 부위와 서로 영향을 주고받는 장기들에 작용하는 약을 사용해왔습니다. 예를 들면 대장에 병이 있으면 간, 위, 신장 등에 작용하는 약들을 활용하는 방식이죠. 물론 서양의학에서 주변 장기를 함께 치료하기도 하고 한의학에서도 직접적으로 대장에 작용하는 약을 사용하기도 하지만 병에 접근하는 첫 번째 방식의 차이가 이렇다는 것입니다.

어떻게 보면 큰 차이 아닌 것 같은데 이런 접근 방식의 차이가 한의학과 서양의학을 쉽게 합쳐지지 못하게 만들었습니다. 현대에는 과학적으로 검증된 약물이 되려면, 특정 약물이(혹은 특정한 성분이) 병이 있는 부위에 정확히 작용하고, 어떤 방식으로 작용하는지 과정까지 정확히 알려진 후 인체에 적용했을 때 별 이상 없이 작동해야 비로소 약으로 인정받습니다. 합리적이고 정확하며 안전한 방법입니다.

문제는 한의학의 약물들은 이런 방식으로 작동하지 않는다는 점입니다. 일단 무수히 많은 성분을 가진 약초를 한 가지만 쓰는 것도 아니고 많은 종류를 섞어서 한약을 만듭니다. 그리고 그 약들이 병이 있는 부위로 직접 작용하지 않고 인근 장기에 영향을 주어 간접적으로 병에 영향을 미칩니다. 즉, 많은 성분들을 섞어 쓰기 때문에 특정 성분이 어떤 일을 하는지 알아내기 쉽지 않고, 알아낸다고 하더라도 그 성분이 병이 있는 부위에 작동하는 것이 아닌 경우가 많기 때문에 작동 원리를 살피기는 더욱 힘들다는 이야기가 됩니다. 그래서 한의학을 과학적으로 검증하는 것은 지금의 과학 수준으로는 힘든 이야기이고, 서양의학과 한의학은 합쳐지지 못한 채 남아있습니다. 먼 미래에 과학 기술이 더 발달하면 결국 하나로 합쳐지겠지만요.

또 하나의 차이점은 신체와 정신에 대한 이해입니다. 한의학은 불교나 도교의 영향을 강하게 받으며 발전해왔습니다. 안 좋은 영향도 많이 받았지만, 한의학의 최고 장점 중 하나인 심신의학이 발달하는 계기가 되었습니다. 서양의학에서는 병이 오면 몸은 몸이고 정서와의 연관을 크게 생각하지 않습니다. 최근 들어서야 스트레스나 우울증 정도가 병에 영향을 줄 수 있으니 조심하자 정도로 이야기되고 있죠.

한의학에서는 오래전부터 모든 병은 정서의 문제를 만들고, 정서의 문제가 직접적으로 몸의 병을 만드는 원인이 될 수 있다고 생각했습니다. 따라서 대부분의 한의학적 처방에는 정서에 긍정적 영향을 미치는 약이 함께 사용되고, 명상이나 생활관리 같은 부분이 따라오게 됩니다. 직접적인 정서질환에 관한 이야기도 당연히 많이 다뤄지고 있습니다. 스트레스와 긴장감에 큰 영향을 받는 과민대장증후군의 경우 더욱 한의학적 접근이 필요한 이유입니다.

서론이 길었네요. 그럼 이제 본격적으로 과민대장증후군을 어떻게 이해해야 할지 알아보도록 하겠습니다.

CONTENSTS

과민대장증후군,
왜 그런지나 알고 아프자

병원 가면 뭐해주지?

과민대장증후군, 식습관 관리로 극복하자

Chapter 6
일상에서 과민대장증후군을 이겨내는 방법

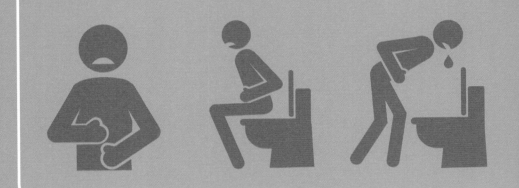

과민대장증후군이란?

이 책을 읽고 계신다면 아마 과민대장증후군이 무엇인지는 대강이라도 알고 계실 겁니다. 어렴풋이 설명하자면 '원인 모를 장 문제' 정도겠지요. 이제 이 수준을 넘어 보다 정확하고 자세한 정의를 살펴보도록 하겠습니다. 과민대장증후군에 대한 잘못 알려진 상식도 고쳐 보고요.

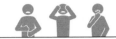

위, 대장에 대한 오해와 진실

과민대장증후군에 대한 이야기를 하기 전에 먼저 건강한 위와 대장은 어떻게 생겼고, 어떻게 움직이는지 알아보도록 하겠습니다. 비정상적인 상태를 이해하려면 정상적인 모습이 어떤지 알아야 하기 때문이죠. 간단한 해부학적, 생리학적 모습을 먼저 살펴보도록 하겠습니다.

"위와 대장이 뱃속 어디쯤 있는지 알고 계신가요?"

쉬운 질문인 듯하지만 뜻밖에 정답을 이야기하는 사람은 많지 않습니다. 흔히 위장은 명치 아래에 있고 대장은 아랫배에 있다고 생각합니다. 소화가 안 되면 명치가 답답하고 속 쓰림도 명치 아래에 많이 나타나죠. 변비가 있어 오랫동안 변을 못 보면 아랫배가 불러오고, 장염이나 배탈로 대장에 염증이 생기면 역시 아랫배가 아픕니다. 이런 감각 덕분에 위와 대장의 위치를 오해하게 되는 것입니다.

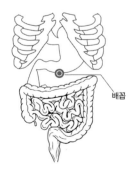
배꼽

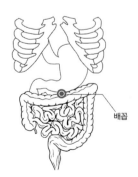
배꼽

사실 위장은 명치 아래에서 시작하지만 배꼽 위쪽을 대부분 덮고 있으며 대장은 배꼽 즈음이나 그 위쪽을 지나갑니다. 위와 대장은 붙어있는 것이죠. 그럼 왜 우리의 느낌은 이렇게 위, 아래쪽으로 치우쳐 나타나게 될까요? 이는 내장에서 오는 감각은 우리가 겉에서 느끼는 감각과는 차이가 많기 때문입니다. 사람이 처음 수정란에서 태아로 발달할 때 소화기는 처음에 하나의 관으로 이루어져 있습니다. 그러다 이것이 점차 각각의 소화기로 발전하고 뱃속에 잘 접혀 들어가기 시작하면서 감각에 혼란이 오게 됩니다. 우리가 현재 느끼는 감각은 태어나기 전 태아의 모습을 하고 있을 때 완전히 발달하지 않은 상태 그대로이기 때문입니다. 내장의 감각은 정확한 위치를 알지 못해도 사는 데 아무런 지장이 없기 때문에 굳이 정교하게 발달하지 않은 것이죠.

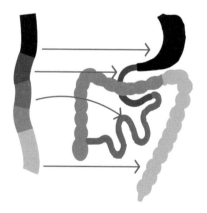

　　앞으로 이어질 내용을 위해 위장과 대장의 각 부분 명칭을 알아보겠습니다. 음식물이 식도를 지나 처음 위장으로 들어가는 입구를 분문이라 부릅니다. 이곳은 진짜 문이 달려있어서 음식이 지나갈 때 열리고 평소에는 닫

혀있죠. 이 부분이 평소에 열려있거나 새면서 염증을 일으키는 것을 '역류성 식도염'이라 부릅니다.

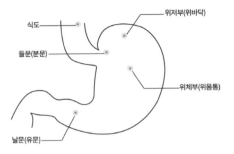

분문을 지난 음식물은 위저부(위바닥)에 임시로 저장되었다 위체부(몸통)로 들어갑니다. 위저부는 그림으로 보면 꼭대기에 있어 천장 같은 느낌이지만 입체적으로 보면 뒤로 누워있는 형태라 바닥이라 부를 수 있습니다. 옆으로 누웠을 때는 가장 낮게 위치해 있습니다. 위체부는 본격적으로 소화가 시작되는 부분입니다. 위장의 대부분 기능이 여기서 이루어집니다.

위체부를 지난 음식물은 잘게 부수어지고 위산에 의해 화학적으로 변화해서 더 이상 음식의 모습을 하고 있지 않습니다. 이렇게 변한 음식물이 유문(날문)을 통해 십이지장으로 나가게 됩니다. 물론 유문에도 문이 달려있어 필요할 때만 열리게 되어있죠.

대장은 오른쪽 아랫배에서 시작하여 배꼽 위쪽을 지나 다시 왼쪽 아랫배 쪽으로 내려갑니다. 소장을 가운데 두고 밖에서 한 바퀴 감는 형태로 존재하죠. 대장이 시작하는 부분과 그 근처를 맹장(막창자)이라 부릅니다. 소장에서 음식물이 대장으로 넘어오는 곳이죠. 주변에서 흔히 보이는 맹장염이 나

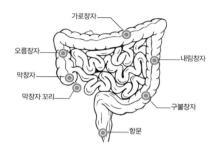

가로창자

오름창자

막창자

막창자 꼬리

내림창자

구불창자

항문

타나는 부위이기도 합니다. 맹장으로 들어온 음식물은 상행결장(오름창자)을 통해 이동하기 시작합니다. 이름처럼 상행결장은 중력을 거슬러 올라가죠.

이후 배꼽 위를 지나가는 횡행결장(가로창자)을 지나 복부의 좌측에 있는 하행결장(내림창자)을 따라 내려가게 됩니다. 상행결장, 횡행결장, 하행결장을 지나는 동안 수분을 흡수하여 음식물을 단단하게 만들어 대변의 모습으로 만들죠. 이렇게 진행된 후 S상결장(구불창자)을 지나 직장으로 가게 됩니다. S 상결장(구불창자)은 대장에서 직장으로 넘어가는 연결부위 비슷한 역할을 합니다. 직장은 대변을 배출하기 위한 공간으로 항문 바로 위쪽을 이야기하죠.

과민대장증후군은 주로 하행결장 이후의 문제라고 합니다. 즉, 하행결장, S상결장, 직장에 문제가 생겨 나타나는 질환이라고 합니다. 겉에서 봤을 때는 좌측 하복부에 해당합니다. 이 부위의 감각이 과민해지면서 대장의 운동 이상이 오는 것이죠.

그럼 이번엔 정상적인 위와 대장이 어떤 일을 하는지 대략적으로 살펴보겠습니다. 위장은 처음 먹은 음식물을 살균하고 큰 덩어리를 잘게 부수며 단백질 성분을 소화시키는 역할을 합니다. 위장에 음식물이 들어오면 강한 산성을 띈 위산이 나오게 됩니다. 이 위산은 음식에 들어있는 대부분의 세균을 죽이고 음식 속에 있는 문제가 될만한 것들을 화학적으로 처리해주죠. 위에서는 위산과 함께 펩신이라는 소화효소도 나옵니다. 음식 속 단백질을 녹여 흡수할 수 있도록 도와주는 효소입니다. 다른 소화효소는 대부분 췌장(이자)에서 나오지만 펩신은 오직 위에서만 나오죠.

위장의 잘 안 알려진 기능 중 하나는 음식을 잘게 부수는 기능입니다. 우리가 음식을 충분히 씹지 않고 삼켜도 뱃속에서 정상적으로 소화되는 이유이기도 하죠. 위장은 천천히 가죽 주머니를 짜는 모양으로 움직이면서 위산에 빠진 음식물을 주물주물 주물러 잘게 찢어줍니다.

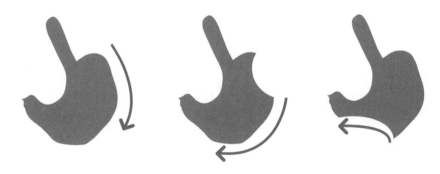

대장은 거의 소화 및 흡수가 다 끝난 음식을 마지막으로 처리하여 대변으로 만드는 역할을 수행합니다. 흔히 생각하는 것과 달리 영양분의 흡수는 대부분 소장에서 끝나고, 대장에서는 대변의 형태를 만들기 위해 수분을 흡수하는 정도죠. 다만 대장에는 많은 미생물들이 살고 있으며 이들이 일부 영양소를 만들어주기도 하고 독소를 만들어 몸에 해를 입히기도 하기 때문에 영양 흡수의 역할은 적지만, 전신에 미치는 영향은 몹시 크다고

할 수 있습니다.

　이러한 위와 대장의 기능은 전혀 다른 역할이라 제각각 필요에 따라 움직이는 것처럼 보일 수 있습니다. 음식물이 넘어오면 제 할 일하고 다음으로 넘겨주는 방식으로요. 하지만 위, 소장, 대장은 서로 긴밀하게 연결되어 있어 무수히 많은 신호를 주고받으며 함께 움직입니다. 다른 장기에게 일이 덜 끝났으니 아직 음식을 넘기지 말라는 신호를 보내기도 하고 이제 움직이니 너도 같이 움직이라는 신호를 보내기도 하죠. 따라서 소화기 한 부분에 문제가 생긴다면 다른 장기들도 영향을 받지 않을 수 없습니다. 특히 위와 대장의 운동은 서로 긴밀한 신호를 주고받으며 함께 움직이기 때문에 과민대장증후군처럼 위장관의 운동에 문제가 생기는 경우엔 양쪽 모두를 확인해봐야 하죠. 따라서 대장질환이지만 위장의 문제를 간과할 수만은 없는 것이 특징입니다.

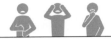

한의학에서 바라본 몸속 장기들

한의학적으로는 과민대장증후군과 관련된 장기가 더욱 많습니다. 오장육부라는 말을 한 번쯤은 들어보셨죠? 오장은 간, 심장, 비장, 폐, 신장 등 다섯 가지 실질 장기를 일컫는 말입니다. 재미난 점은 서양의학에서는 장기의 기능을 살필 때 실제 존재하는 장기를 중심으로 나눴는데, 한의학에서는 이와 무관하게 다섯 가지로 나눴다는 점입니다. 한의학에서도 인체 해부를 많이 해왔기 때문에 구조를 몰라 그런 것은 아닐 테고, 치료에 적용하기가 쉬운 방식이었기 때문에 그런 걸로 보입니다.

간은 서양의학에서 말하는 간과 같은 장기를 지칭합니다. 하는 일도 서양의학에서 말하는 간의 기능과 유사하게 보았죠. 주로 몸에 나쁜 물질들을 해독하고 음식물이 흡수될 때 따라 들어온 각종 균이나 해로운 물질을 파괴하고 담즙을 만들어 소화를 돕는 일, 혈액 구성의 조절 등이죠. 한의학에서는 여기에 더해 스트레스나 억압된 분노 같은 정서적 문제도 간에서 해결한다고 보았습니다. 정확히 현대적 의미의 간이 하는 일만 이야기한 것이 아니라 주변 계통 중 간에 영향을 주는 것들을 함께 묶어 한의학적인 간이라고 표현한 것이죠. 그래서 스트레스를 받고 심해지는 질환이나 정서적 영향을 받는 질환들은 한의학적 간의 범주에서 치료법을 찾게 됩니다. 많은 과민대장증후군 환자들도 스트레스에 의해 증상이 악화되므로 간의 문제라고 생각하기도 합니다.

심장은 현대의 심장과 거의 같은 것을 의미합니다. 쉬지 않고 혈액을 짜주고 있기 때문에 그냥 봐도 하는 일이 너무나 명쾌해서 별다른 이야기가 나오지는 않습니다. 다만 가장 움직임이 활발한 장기라 음양(陰陽) 중 양(陽)의 상징이 되었고 인체 교감신경축과 연관하여 해석되는 일이 많아졌습니다. 또한 감정 상황에 따라 심장의 움직임이 달라지기 때문에 사람의 생각과 감정이 연관된 장기라고 생각했죠. 현재 우리가 알고 있는 뇌의 역할을 심장이 한다고 보았습니다. 요즘 보면 명백하게 틀린 이야기이지만, 심장 이식수술을 한 환자들의 성격이 심장의 원래 주인과 유사하게 바뀐다는 연구를 보면 일정 부분은 맞을 수 있다는 생각이 듭니다. 감정, 긴장과 관련된 과민대장증후군이라면 한의학에선 심장의 문제로 보는 경우도 있습니다.

한의학의 비장은 현대의 비장과 많이 다른 것을 의미합니다. 현대의 비장은 면역역할과 오래된 적혈구를 파괴하는 역할을 합니다. 한의학의 비장도 이런 이야기가 조금 나오기는 하지만 주된 역할은 췌장(이자)이 하는 것과 유사하게 나옵니다. 소화액을 분비해서 영양분의 흡수를 돕고 이런 영양분이 적당하게 온몸에 퍼질 수 있게 도와주는 역할을 합니다. 옛날에 췌장에서 소화액이 나오는 것은 해부해보면 알 수 있었다지만, 어떻게 같은 장기에서 인슐린과 같은 혈액 내 영양과 관련된 역할을 하는지 알아낼 수 있었는지

신기합니다. 한의학의 비장은 소화기계와 가장 직접적으로 관련되었기 때문에 과민대장증후군의 치료에 가장 많은 관련이 있습니다.

폐는 현대의 폐와 정확히 일치합니다. 호흡을 하는 장기이죠. 폐와 관련된 질환이나 생리적 설명은 서양의학과 많이 다르지 않습니다. 차이점이 있다면 폐는 기를 주관하는 장기라고 보았는데 이 기라는 것이 워낙 정의하기가 쉽지 않고 다양한 역할을 하다 보니, 한의학에서는 폐에 대한 생소한 이야기들이 많이 다뤄집니다. 다만 특이하게도 폐와 대장은 짝을 이루는 장기라고 생각해왔고 폐 기능과 대장의 기능이 함께 문제 생기는 경우가 많다는 이야기를 합니다. 비염 있으면서 장이 같이 안 좋은 사람들이 많은 것을 설명할 때 주로 이런 이론을 활용합니다.

신장은 현대 의학에서 이야기하는 신장의 역할과 비뇨생식기계통의 모든 역할, 부신, 갑상선의 기능을 포괄하여 말합니다. 그만큼 복잡하고 많은 이야기가 다뤄집니다. 인체의 전반적인 톤을 조절하는 많은 호르몬 계통이 한의학적 신장과 연관되었기에 가장 중요하게 다루고 있는 장기입니다. 다만 과민대장증후군과 관련된 부분은 많지 않아 간략하게만 소개하겠습니다.

육부는 위, 대장, 소장, 담, 방광, 삼초 여섯 개의 장기를 이야기합니다. 주로 음식물의 소화흡수와 연관된 장기들이죠. 오장에 비해 하는 일을 추상적으로 설명하지 않았으며 현대에 바라보는 장기와 거의 유사한 설명을 합니다. 다만 담만이 좀 해석이 다르죠. 담은 쓸개를 이야기합니다. 담즙을 담아두고 음식물이 지나갈 때 담즙을 분비하여 소화를 도와주고 담석이 생기면 아프고, 기운 없고 이런 것들은 대체적으로 현대에 파악하는 것과 비슷하게 판단합니다. 차이점은 한의학에서는 담이 심장과 함께 정서를 담당하는 중추가 된다고 보았습니다. 왜 그랬는지는 명확히 설명되지 않지만, 최근 많이 늘어나고 있는 우울증, 공황장애와 가장 연관이 큰 장기로 담을 이야기하고 있습니다. 과민대장증후군 환자들 중 우울 경향이 있거나 불안, 공황 상태를 호소하는 환자의 경우 담을 치료하는 약을 함께 사용하게 되는 경우가 많습니다.

이렇게 내 몸속 장기에 대한 것들을 알아보았습니다. 이런 장기들이 과민대장증후군에 어떤 영향을 주는지와 이를 이용하여 어떤 치료를 하는지는 뒤에 좀 더 자세히 다루도록 하겠습니다.

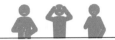

과민대장증후군 이름부터 어렵다

진료실에서 흔히 생기는 일입니다.

환자 : 병원 가봐도 별다른 얘기도 없고 과민성 장염이라고….

의사 : 아~ 네. 과민대장증후군을 갖고 계시군요.

환자 : 아뇨, 과민성 장염요.

의사 : 과민성 장염은 잘못된 이름입니다. 염증이 없어야 붙이는 이름이
      라 염으로 끝내면….

환자 : 병원에서 그렇다는데요. (어리둥절)

　

과민대장증후군의 국제 공식 명칭은 에리터블 보웰 신드롬(irritable bowel syndrome)입니다. 흔히 부르기를 과민성 장염, 과민성 대장염이라고도 하는데 사실 염증 없이 나타나는 질환이라 '염'으로 끝내기보다는 '증후군'으로 끝내는 것이 바람직합니다. 이젠 진료를 오래 하다 보니 저런 사소한 이야기보단 주요 증상 이야기로 넘어갑니다. 그래도 간단하게 이름이 갖는 의미를 살펴볼게요.

'과민'이라는 말은 국어사전에 '감각이나 감정이 지나치게 예민한 특성'이라고 뜻이 나와 있습니다. 의학적 용어로 활용될 때는 '정상적인 강도의 자

극이 왔을 때 몸이 지나치게 이에 반응하는 것'을 의미합니다. 이 자극은 정신적인 긴장이나 스트레스가 될 수도 있고, 장내 압력이나 먹었던 음식들이 될 수도 있습니다. 보통 사람이라면 아무런 해가 되지 않는 정도의 자극을 받았지만 내 몸이 이 정도의 자극에도 특별히 민감하게 반응하여 증상이 나타난다는 뜻이죠.

'대장'은 앞서 살펴본 대로 소화기 가장 하부에 위치하며 수분과 일부 영양을 흡수하는 장기입니다. 아무래도 대변을 만들고 배출하는 곳이라 대장의 문제는 대부분 설사나 변비와 같은 대변의 이상을 함께 가져오게 되죠.

기능성 위장장애는 두 가지로 나뉩니다. 하나는 위장의 문제가 중심이 되는 기능성 소화불량이고, 다른 하나는 대장 문제가 중심이 되는 과민대장증후군이었죠. 그럼 중간에 위치한 소장은 별문제가 없나요? 저도 궁금해서 많은 자료를 찾아보았는데, 위장과 대장에 비하면 거의 문제를 일으키지 않는 수준의 장기더군요. 사실 임상에서 만나는 대부분의 환자분들은 위, 대장의 문제로 오게 되고 크론병 같은 특수한 질환을 가진 분들만 소장의 이상을 보입니다. 위장과 대장의 사이에 있어 문제가 일어나도 복통 외에는 증상을 밖으로 표현할 방법이 없는 장기라 병이 적어 보이는 것일 수도 있고요.

소장의 문제로 구토나 설사, 변비가 일어나도 일차적으로 위나 대장을 중심으로 살펴보게 되기 때문에 소장은 여러모로 자신의 문제를 표현하기 어렵죠. 게다가 복통은 그 통증도 정확한 부위가 느껴지지 않기에 소장의 통증도 대장이나 위장의 문제로 생각하기 쉽고요. 여기에 소화기의 검진 방식이 내시경을 중심으로 이루어지고 있고 아무래도 내시경으로 보기 힘든 소장은 진단이 어려운 것도 그 원인 중 하나 아닐까 생각합니다. 과학 기술이 더 발전하고 소장의 상태를 파악할 새로운 진단 기기가 나온다면 지금 위나 대장의 질환으로 생각된 많은 부분이 소장의 문제였다는 것을 밝혀낼 때가 오겠죠.

'증후군'은 몇몇 증상들이 세트로 다니면서 한 환자에게 나타날 때 '증상들의 모임'이라는 의미로 붙인 이름입니다. 과민대장증후군 같은 경우 복통, 설사, 변비, 팽만감 등의 증상이 세트로 모였다는 의미이죠. 이 '증후군'이라는 단어는 그 병의 원인을 정확히 모르거나, 여러 가지 질환으로 보이는데 아직은 정확히 나눌 수 없어 일단은 한가지로 묶어놓은 경우 주로 사용합니다. 원인과 병이 생기는 기전이 알려진, 보다 명확히 아는 질병이라면 '~증후군' 대신 '~병'이라고 이름 붙입니다. 즉, 특정한 증상들이 세트로 나타나는 환자들이 제법 보이는데 왜 그런지, 어떻게 병이 생기는지 전혀 모르지만 일단 비슷한 병을 가진 환자들로 분류해놓을 때 활용하는 단어이죠. 과민대장증후군도 마찬가지입니다. 아직 그 원인을 모르고 증상이 어떤 식으로 발현되고 악화되는지, 왜 낫는지 모르지만 대체로 비슷한 유형의 환자들이 많이 있다는 것을 의미하죠.

과민대장증후군의 정의를 통해 어떤 질환인지 그 특성을 간략히 살펴보았습니다. 그럼 본격적으로 어떤 증상을 보이는 '증후군'인지 살펴보도록 하겠습니다.

▶ **대변 이상** : 과민대장증후군에서 가장 힘든 증상입니다. 많은 증상이 있지만 실제 병원을 찾게 되는 계기가 되는 증상은 대변 이상이죠. 대변이 비정상적으로 변하는데 사람이나 질병의 상태에 따라 설사를 하거나 변비가 생깁니다. 변의 모양도 묽거나 심하게 굳거나 경우에 따라 점액질 같은 것이 묻어나오기도 합니다. 이러한 대변의 상태에 따라 과민대장증후군은 세 가지 유형으로 나뉘게 됩니다. 설사형, 변비형, 혼합형이죠. 설사형과 변비형은 말 그대로 변의 상태가 그러한 것이고 혼합형의 경우 설사를 하다가 변비가 오기도 하고, 변비로 고생하다 다시 설사를 하기도 하고 두 가지 증상이 교대로 나타나는 경우를 의미합니다.

대변 이상의 경우 환자의 식사 섭취, 생활 패턴을 많이 변화시키기 때문에 부수적인 문제를 많이 가져오게 되죠. 예를 들어 10년 넘게 하루에 5회 이상 반복되는 설사로 오랫동안 고생하던 환자분들은 설사를 조금이라도 줄이기 위해 식사를 많이 제한합니다. 그러면서 장기간에 걸쳐 체중이 줄고 체력이 떨어지는 경우가 자주 보이죠. 또한 언제 화장실 갈지 모르기 때문에 장시간 화장실을 자유롭게 다닐 수 없는 상황(대중교통 탑승이나 영화 관람, 업무 등)을 극도로 꺼리게 되어 사회생활에 문제가 생기기도 합니다. 대변 이상이 초래하는 가장 흔히 보이는 증상 패턴이며 그만큼 치료연구도 잘된 증상이기도 합니다.

▶ **복부 불편감** : 과민대장증후군에서 보이는 대표적인 증상입니다. 배가

아픈 것도 아니고 화장실 가고 싶은 느낌은 아니지만 뭔가 불편한 느낌입니다. 이런 느낌을 해소하기 위해 변의가 없어도 화장실에 가보기도 하죠. 이와 더불어 배에서 물 흐르는 소리나 꼬르륵 소리가 나서 불편함을 호소하기도 하며, 뭐라 딱 정해서 말할 수 없는 각종 불편함을 통칭해서 부르는 말입니다.

따라서 병원에 갔을 때 의사와 환자가 가장 난감한 증상입니다. 환자 입장에선 정말 불편한데, 어떻게 불편한지 설명하기도 어렵고, 의사 입장에서는 정확한 증상 설명을 들을 수 없으니 치료 계획을 세우기가 까다롭습니다. 다행히 한의학에서는 예로부터 이런 증상을 '조잡증(嘈雜症)'이라 부르며 다양한 치료법들을 제시하고 있어 보다 수월하게 접근할 수 있습니다.

▶ 복부 팽만감 : 복부 팽만감을 일으키는 수많은 질환이 있는데 과민대장증후군도 그중 하나입니다. 주로 배꼽 주변이나 그 아래쪽으로 가스차는 느낌이 나고, 실제로 배가 많이 불러와서 벨트를 느슨하게 풀어야 하기도 합니다. 주로 음식 먹는 것과 관련하여 나타나며, 식후 두세 시간 정도에 나타나는 경우가 가장 많습니다. 설사형 환자에게서는 대장의 이상 운동으로 인해 배에 가스차는 느낌이 느껴지기도 하며, 진짜로 가스가 차는 경우에는 바로 설사를 하게 됩니다. 변비형 환자에게선 변비로 인해 대변이 부패하면서 가스가 많이 발생하여 이로 인해 복부 팽만감이 심하게 느껴지죠. 제 임상 경험으로 보면 과민대장증후군으로 인한 복부 팽만감은 실제 가스가 많아서 배가 부풀어 오르는 경우보단 위장관의 잘못된 움직임이나 경련으로 인해 가스 찬 것처럼 보이는 경우가 더 많습니다. 단순히 가스를 배

출하고 제거하는 방식의 접근이 효과를 못 보는 경우가 많은 것도 이 때문이죠.

▶ **복통** : 과민대장증후군 환자의 복통은 대장의 직접적인 손상이나 구조적인 문제로 일어나는 것은 아닙니다. 보통은 장내에 음식물이나 가스가 차면서 정상적으로 대장이 조금 늘어나게 되는데 이 부분에 대해 과민하게 반응하며 통증을 느끼게 되죠. 혹은 급격히 설사를 일으키며 장이 심하게 움직여 아프거나 변비가 오래되어 아프기도 하답니다. 아픈 모양은 찌르는 듯한 통증이나 당기는 듯한 통증, 사르르 아픈 모양 등 다양하게 나타날 수 있습니다.

간헐적으로 나타나는 통증은 비교적 쉽게 잡히는 편이나, 아주 오랜 기간에 걸쳐 지속되는 복통은 그렇지 않습니다. 치료에 반응을 안 해서 검사를 다시 해보니 장의 문제가 아닌 경우도 많이 보았고요. 여러모로 조심스럽게 접근해야 호전시킬 수 있는 증상입니다.

▶ **잔변감** : 변을 다 보고 나서도 무언가 덜 나온듯한 느낌이 드는 것을 '후중감'이라 이야기합니다. 의학적으로는 직장(곧은창자) 내에 대변이 없는데도 있는 것처럼 느껴지기 때문에 화장실에서 일어나지 못하게 만드는 감각이죠. 많은 과민대장증후군 환자들에게서 나타나는 증상이며 화장실에서 소요하는 시간이 길어지기 때문에 일상생활에 불편을 초래하는 증상 중 하나입니다. 하지만 단순한 습관의 문제로 여겨 제대로 된 치료를 받지 못하는 경우가 많습니다. 화장실 갈 때마다 길면 1시간이 넘게 앉아있게 되고 덕분에 생활에 큰 불편을

초래하죠. 이 증상 때문에 정상적인 학교생활이 안 되어 학교를 그만두는 학생들도 종종 보았습니다. 그만두기 전에 제대로 된 치료를 받았으면 삶이 많이 달라졌을 텐데 안타까운 일입니다.

▶ **야뇨 및 빈뇨** : 흔한 증상은 아니지만 일부 과민대장증후군 환자들은 소변 이상을 함께 갖기도 합니다. 주로 소변이 자주 마렵고, 밤에 소변보러 일어나는 경우가 많아지죠. 이런 현상은 대개 과민성 방광이나 방광염과 같은 질환에서 자주 보이는 증상이지만, 방광이나 요도 질환 없이 과민대장증후군만 갖고 있어도 나타날 수 있다고 합니다.

　과민대장증후군에서 자주 보이는 증상에 대해 알아보았습니다. 환자라면 누구나 알 법한 증상들도 있고, 처음 보는 증상도 있을 것입니다. 다행인 점은 모든 환자에게 이런 증상이 모두 나타나는 것이 아니라 사람에 따라 몇몇 증상만 골라서 나타난다는 것이죠. 그럼 이런 환자별 차이가 나타나는 원인에 대하여 알아보겠습니다.

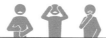

과민대장증후군은 기능성 위장장애의 하나일 뿐

　과민대장증후군은 넓게 보아 기능성 위장장애의 일종입니다. 기능성 위장장애는 특별한 원인 질환 없이 위나 장에 불편함 및 통증이 장기간 나타나는 만성 질환을 뜻합니다. 기능성 위장장애라고 해서 특별히 위나 장의 기능에 대해 검사를 하고, 여기에서 문제가 발견돼야 하는 것은 아닙니다. 흔히 보는 내시경 검사를 해보거나 조영제를 먹고 촬영을 해보고 다른 방법으로 조사를 해봐도 위나 장의 문제가 하나도 발견되지 않는데, 여러 증상이 오랫동안 유지된다면 진단받게 되죠. 위나 장의 외형상 특별한 문제는 없고, 기능적인 측면에서만 문제가 있다고 하여 이름을 기능성 위장장애라 붙였습니다. 좀 더 냉정히 말한다면 현재 수준의 현대 의학으로는 어떤 문제가 있는지 정확히 모르는 위장질환들을 하나로 묶어놓는 이름입니다. 현실적으로 결국 이거저거 검사를 다 해봐도 아무것도 나오지 않으면 붙이는 이름인 것이죠.

　기능성 위장장애는 상부 위장관형과 하부 위장관형으로 나뉩니다. 상부 위장관은 위와 십이지장을 이야기하고 하부 위장관은 소장의 하부와 대장을 의미합니다. 상부 위장관형을 '기능성 소화불량'이라 부르고 하부 위장관형을 '과민대장증후군'이라 부릅니다. 하부 위장관형과 과민대장증후군이 정확히 일치하는지에 대한 분명한 정의가 없긴 하지만, 로마 기준에 따르면 같은 의미로 쓰인다고 봐도 무방합니다.

과민대장증후군을 포함한 기능성 위장장애는 의학적으로 '기타 등등'의 의미를 갖습니다. 분명 병이 있긴 있는데 검사로는 어떤 질환인지 찾지를 못하니 '기타'로 분류하여 모아두는 분류이죠. 먼 훗날에 의학 기술이 더욱 발달하면 각기 다른 질환으로 밝혀질 것이 분명한 많은 질환들을 한가지로 묶어둔 것입니다. 그래서 같은 기능성 위장장애를 보유한 환자라도 사람에 따라 증상도 제각각이고 이에 따라 치료법도 다양하게 변하게 됩니다. 물론, 아직 어떤 질환인지도 모르는 상황이라 다양한 치료법이 모두 근본적인 치료는 하지 못해 병 자체가 시원하게 낫지는 못하는 상황이지요. 따라서 과민대장증후군으로 진단하더라도 환자 개개인의 특성을 잘 파악하는 것이 중요합니다. 병원이나 한의원을 찾으실 땐 이런 부분을 놓치지 않고 꼼꼼하게 보는 분을 찾는 것이 유리하겠죠.

과민대장증후군이 갖는 의미를 알아보기 위해 상위 개념인 기능성 위장장애에 대해 간략히 알아보았습니다. 결국 과민대장증후군은 원인 미상인 질환입니다. 많은 과학자, 의사들이 최선을 다해 연구해서 좋은 성과들을 많이 내고 있긴 합니다만, 아직 정복하기엔 많이 부족한 실정이죠. 그리고 과민대장증후군은 일부 사람들끼리는 같은 병일 수도 있지만 모두가 같은 증상을 갖는 동일한 질환은 아닙니다. 아직까지 뭔지 잘 밝혀내지 못한 모든 대장질환들이 여기 속해있기 때문이죠. 하지만 전체 위장질환 중 가장 많은 환자가 기능성 위장장애 환자이기 때문에 활발히 연구되고 있는 질환이고 다양한 대체의학 분야에서도 많은 이야기가 나오고 있어 머지않아 좋은 치료법들이 개발되지 않을까 생각합니다.

과민대장증후군은 가장 흔한 대장질환!

과민대장증후군은 서구권 연구 기준 전 인구의 10~15% 정도가 갖고 있는 질환이라고 합니다. 우리나라에서는 대규모 연구가 잘 없지만 몇몇 연구에 따르면 전 인구의 9% 정도가 갖고 있는 병이라고 하네요. 생각보다 많죠? 국내에서만 약 400만 명 이상이 보유하고 있는 질환입니다. 서울 인구의 절반 정도 되네요. 하지만 뭐 특별히 위중한 질환도 아니고 장기적으로 달고 지내는 질환이라 증상이 나타날 때마다 병원에 가지는 않는다고 합니다. 그럼에도 워낙 많다 보니 병원에 찾아오는 소화기 질환 환자 중 약 27.8% 정도가 과민대장증후군 환자라는 결과가 있습니다.

유럽이나 북미에서는 여자가 남자보다 많이 갖고 있는 질환이지만 한국에서는 남녀가 비슷하게 걸린다고 합니다. 인도나 스리랑카에서는 반대로 남자가 더 많이 걸리는 질환이고요. 이러한 차이는 성별 자체보다는 문화, 생활양식, 경제 환경, 인종의 차이에서 기인합니다.

보통 많은 질병들이 나이를 먹음에 따라 더 심해지거나 앓고 있는 사람이 늘어나기 마련입니다. 하지만 과민대장증후군은 젊은 사람에게서 더 많이 발생하는 독특한 질환입니다. 아무래도 스트레스와의 연관성, 장의 과민함 이런 것들이 나이 들어가며 무뎌지기 때문이겠죠. 나이가 들수록 뜨거운 것을 잘 참고, 귀는 어두워지고 눈도 침침해지는 것처럼 장도 둔감해진다고 생각하면 쉬울 듯합니다. 어떻게 보면 나이 많이 먹으면 저절로 낫는 병일 수도 있다는 것이죠. 또한 질환의 정의 자체가 '검사상 아무 이상이 없어야' 하기 때문에 나이 들면서 다른 위장질환이 생기면 더 이상 과민대장증후군으로 분류되지 않기 때문에 줄어드는 것처럼 보이는 효과도 있습니다. 그래서 35세를 기준으로 연령대가 높아질수록 유병률이 점차 줄어드는 양상을 보입니다. (18~34세 12.2%, 35~54세 9.9%, 55세 이상 7%) 나이에 따른 감소는 해외의 경우에도 비슷하다고 하네요.

한국보건의료연구원에서 발표한 자료(2010)에 따르면 1년에 과민대장증후군으로 인해 5,854억 원의 의료비가 쓰이고 있다 합니다. 건강기능식품이나 의료기 같은 것들을 포함하면 7,296억 원 정도라고 하네요. 실제 유병률은 9% 정도이나 진료받은 사람은 전 국민의 6% 정도라고 하고요. 이들 중 1/5 정도는 증상이 심각하여 3회 이상 꾸준히 병원에 다니거나 입원 치료를 받았다고 합니다. 재미난 점은 실제 환자는 남녀가 비슷하지만, 병원에 온 사람들은 여자가 남자보다 1.4배 더 많았다고 하네요. 아무래도 남성들은 전반적으로 병원을 잘 안 찾는 경향이 있어서 그런 것 같습니다.

<2008년 과민성 장 증후군 관련 총 질병비용>

(단위 : 천 원, %)

구분	세부항목		총 환자군					
			입원		외래		총계	
			총비용	비율	총비용	비율	총비용	비율
직접비용	의료비용	보건의료서비스	73,925,242	79.14%	156,984,408	31.91%	230,909,650	39.45%
		약국비용	-	-	118,996,143	24.19%	118,996,143	20.33%
	비의료비용	교통비	1,118,258	1.20%	89,182,052	18.13%	90,300,309	15.43%
	직접비용 소계		75,043,500	80.33%	365,162,603	74.23%	440,206,103	75.20%
간접비용	생산성 손실		18,370,234	19.67%	126,789,889	25.77%	145,160,123	24.80%
총계			93,413,734	100.00%	491,952,492	100.00%	585,366,226	100.00%

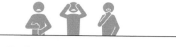

과민대장증후군은 인생 파괴범

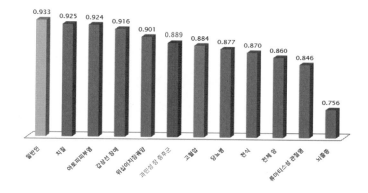

0.933 0.925 0.924 0.916 0.901 0.889 0.884 0.877 0.870 0.860 0.846 0.756

일반인 치질 아토피피부염 갑상선 장애 위십이지장궤양 과민성 장 증후군 고혈압 당뇨병 천식 관절염 류마티스성 관절염 뇌졸중

질환별 삶의 질 지수 비교

(일반인은 국민건강영양조사 제4기(2007), 다른 질환은 제3기(2005) 자료임)

진료를 하다 보면 환자의 증상도 물어보지만 어떤 점이 가장 힘들었는지 자세히 묻게 됩니다. 시급한 부분부터 고쳐나가야 하니까요. 그러면 환자분들이 답변하는 이야기는 배가 아프거나, 대변이 이상하거나 그런 증상들이 아닙니다. 거의 대부분 "화장실을 자주 가서 학교생활이 불편해요.", "긴장하면 심해지니까 발표하기가 힘들어요"와 같은 일상의 문제를 이야기 해주십니다.

그림에서 보는 것처럼 과민대장증후군은 삶의 질에 생각보다 큰 영향을 미칩니다. 고혈압, 당뇨보다는 삶의 질이 높지만 비슷한 수준이며 아토피 피부염이나 갑상선 장애보다는 삶의 질이 떨어진다고 나오네요. 질병으로 인해 생명이 위협받는 것도 아니고 평생 일정한 약을 잊지 않고 복용해야 하는 것도 아닌데 삶의 질이 많이 떨어지는 편입니다. 제가 진료하면서 봤던 인상 깊었던 사례들은, 언제 올지 모르는 급한 배변 신호에 시달린 나머지 집 밖으로 나오길 두려워하던 환자들이었습니다. 밖에서 화장실이 가고 싶어지는 순간이 얼마나 자주, 언제 어떻게 올지 몰라, 외출하는 것만으로 긴장을 유발하게 됩니다. 이러한 긴장감으로 인해 증상이 심해지는 악순환을 겪다 현관문 밖을 두려워하게 되는 것이죠. 이렇게까지 증상이 심한 분들이 많지 않을 거라 봤었는데 남녀, 연령대를 가리지 않고 생각보다 많은 분들이 비슷한 상황에서 고통받고 계셨습니다. 병원 다녀봐도 크게 호전되지 않고 해법은 보이지 않고, 남들에게 이야기하기엔 민망한 일이기도 하고 남들이 들어도 잘 이해해주지도 않는 병이다 보니 집 안에서만 있으면서 심리적으로 위축되는 경우도 많았고요. 그럼 구체적으로 어떤 부분들이 이토록 삶의 질을 낮추는지 하나씩 살펴보도록 하겠습니다.

많은 환자들이 가장 힘들어하는 부분은 질병으로 인한 신체적 건강이 떨어지는 부분입니다. 직접적으로 변의 이상이 와서 힘들고, 자꾸 배가 아프거나 불편한 것 자체가 삶의 질을 떨어뜨리는 것이죠. 배가 아픈 것 자체로도 충분히 스트레스받고 힘든데, 증상이 심해지면 일상생활에 지장을 주기도 합니다. 전체 과민대장증후군 환자 중 6%는 3개월에 3일 이상 이 질환 때문에 직장에 나가지 못했다고 답변했으며, 10.8%의 환자가 일하는데 상당한 지장을 초래한다고 이야기합니다. 복부 불쾌감이나 통증으로 인한 집중력 저하와 함께 오는 다양한 합병증, 설사형 환자의 경우 원치 않는 시점에서 자꾸 화장실에 가게 된다는 점 등이 이런 결과를 낳는다고 합니다.

신체적인 문제 못지않게 정신 건강에 미치는 영향도 크다 합니다. 많은 환자들이 일종의 건강염려증과 우울증을 함께 갖고 있습니다. 분명히 나는 배가 많이 안 좋은데 검사해도 나오지 않고, 과민대장증후군이라고 진단은 받았지만 치료를 해도 그때뿐이고 별로 낫는 것 같지 않고. 그러다 보니 '혹시 다른 병인데 오진한 것 아닌가?' 하는 의심부터 '큰 병이나 난치병 아닌가?' 하는 생각까지 하게 됩니다. 여기에서 더 나아가 '내 몸은 왜 이럴까? 이렇게 힘든데 방법이 없나?' 이런 생각도 하게 되고 만성적으로 우울한 상태에 빠지며 우울증을 겪기도 한답니다. 지나친 생각의 비약이 아닌가 하실 수도 있지만 실제로 과민대장증후군 환자에게서는 다른 사람들보다 우울증이 더 많이 발견된다고 하네요. 여기에 심한 환자들은 공황장애까지 나타날 수 있다고 하니 생각보다 정서에 미치는 영향이 크다고 할 수 있습니다.

그리고 환자들이 겪는 또 하나의 문제는 사회적인 문제입니다. 주로 배변활동의 변화 때문에 오는 문제들이 많은데요. 잔변감과 설사형 환자의 경우 화장실 가는 타이밍 때문에 주로 나타나게 됩니다. 잔변감 때문에 화장실에 오래 있어야 하는 경우 바쁜 오전 시간에 많은 시간을 할애해야 해서 힘이 듭니다. 제가 본 환자분 중에는 한 번에 40분 이상 일을 보시는 분도 계셨네요. 그냥 집에서 쉬는 분이라면 큰 부담 없겠지만, 군인, 학생과 같이 기숙사 생활을 하며 일정을 맞춰야 하는 입장이거나 바쁜 날 새벽 출근하거나 차 시간을 정확히 맞춰야 하는 분들은 많이 고통받는다고 합니다. 한두 번 그런 것도 아니고 매일 아침 그래야 하니까요.

설사형 환자의 경우 설사하는 시점이 주로 긴장하거나 스트레스받는 순간이 많습니다. 가장 많이 불편을 호소하시는 경우가 중요한 회의, 발표, 시험 시간에 꼭 그런다는 점이죠. 대부분 사회적으로 중요한 순간이기에 스트레스와 긴장이 수반되는 것인데 그럴 때마다 자꾸 배가 아프고 화장실 다녀오고 컨디션이 떨어진다면 생각보다 많은 불편을 초래할 것입니다. 증상이 심하신 분들은 장거리 버스도 언제 일이 생길지 몰라 두려워서 타지 않으신다고 하네요.

마지막으로 환자분들을 괴롭히는 사항은 바로 의학적 정보의 부재입니다. 사실 전에 이야기한 바와 같이 과민대장증후군은 한 가지 질환이 아니라 '기타 등등'의 질환을 묶어서 부르는 말입니다. 그래서 사람마다 같은 병일 수가 없고, 그에 맞춘 정확한 정보를 구한다는 것이 몹시 힘들죠. 병이 잘 낫지 않는 것도 문제지만 왜 그런지도 모르고, 어떻게 해야 좀 나아질지, 아니면 더 나빠지는지 이런 정보가 없어서 내 건강에 대해 해줄 수 있는 것이 아무것도 없다는 점이 무력감을 준다고 합니다. 배가 아프고 설사를 하거나, 변비가 있으니 하다못해 음식이라도 조심하고 싶은데 뭘 어떻게 먹어도 비슷한 것 같고, 좋다는 음식, 나쁘다는 음식도 많은데 가려 먹어봐도 잠시뿐이지 다시 그런 것 같고. 사실 많은 환자분들이 음식에 대한 정보를 많이 수집하고 식생활 교정에 많은 노력을 기울이고 계시지만 노력에 비해 성과가 부족한 편입니다. 식생활을 교정하고 주의를 기울인다는 것 자체가 삶의 질을 많이 떨어뜨리는 일인데 성과도 나질 않으니 많이 힘이 듭니다. 과민대장증후군 환자의 생활 점수에서 많은 점수를 까먹는 부분이 먹고 싶은 것을 먹지 못한다는 부분입니다. 아직 의학이 다 발달하지 못한 부분이라 어쩔 수 없긴 하지만 당장 환자분들은 괴로울 따름이죠.

 과민대장증후군이 환자의 삶에 어느 정도 영향을 미치는지 확인해보는 설문지가 있습니다. 병이 잘 낫고 있는지, 혹은 더 심해지는 것은 아닌지 확인하려고 만든 설문지이죠. 실제 과민대장증후군을 연구할 때도 이를 기준으로 판단하기도 합니다. 이런 설문지는 종류가 다양하지만 가장 대표적으로 사용되는 IBS-QOL 설문지를 다음 챕터에서 설명해드릴 테니 꼭 한번 자가 검진해보세요.

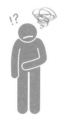

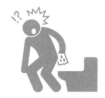

장누수 증후군

　장누수 증후군은 '새는 장 증후군(leaky gut syndrome)'이라고도 불리며, 소장 내 세포들의 결합이 느슨해지면서 소화가 덜 된 음식 같은 것들이 몸속으로 새어 들어오는 질환을 이야기합니다. 새어 들어와선 안 될 물질들이 몸으로 들어오면 전신에 많은 해를 입히게 되죠.

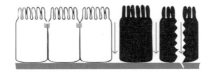

　우리가 먹은 음식물은 잘 소화된 후에 대부분 소장에서 흡수됩니다. 소장에서 영양분을 흡수할 때는 그냥 있는 것들을 다 받아들이는 것이 아니라 몸에 필요한 영양분은 흡수하고, 아직 소화가 덜 된 음식은 가만히 두며, 세균이나 바이러스 같은 위험한 것은 면역체계를 동원해서 처리하기도 하죠. 몸으로 들어오는 통로에 벽을 쳐서 막고 검문소를 설치한 다음 꼼꼼히 따져보고 필요한 것 위주로 들여온다고 생각하시면 됩니다.

　문제는 이 벽에 구멍이 나서 아무거나 막 들어오는 상황이 생긴다는 것입니다. 몸에 들어와 문제만 일으킬 소화 덜 된 물질도 들어오고 온갖 잡균도 들어오는 것이죠. 이런 것들은 몸에 큰 문제를 일으키게 되고, 이미 들어온 해로운 물질들을 정리하기 위해 우리 몸은 면역체계를 최대한 활성화시킵니다. 이렇게 매일 음식을 먹을 때마다 지속적으로 면역체계가 온 힘을 다하게 되면 많은 질환이 나타나게 됩니다.

① 소화불량, 배에 가스가 차고 설사 같은 증상은 기본으로 나타납니다.
② 면역 활동하느라 에너지를 많이 소모하여 만성 피로를 보입니다.
③ 온몸 여기저기 해로운 물질이 많이 들어와서 염증을 일으킵니다.
④ 면역계의 과도한 활동으로 알레르기 질환이 발생한다고 합니다.
⑤ 뇌에도 영향을 미치기 때문에 불안, 우울, 기억력감퇴도 올 수 있습니다.

과민대장증후군과 마찬가지로 장 누수 증후군은 연구가 덜 된 질병이기 때문에 아직 정확한 원인은 알아내지 못했습니다. 글루텐과 같이 알레르기를 유발하는 음식, 위산 분비장애, 알코올, 합성감미료, 기생충, 스트레스 등이 장 투과성과 관련 있다고만 알려져 있습니다.

장누수 증후군은 위산 분비가 저하된 노인, 천식 환자, 과민대장증후군 환자, 크론병 환자, 만성 피로 증후군 환자, 음식물에 대한 알레르기를 갖고 있는 사람, 만성 염증성 장질환 환자등에게서 자주 나타난다고 합니다. 이런 질환을 갖고 계신 분들 중 온몸에 여러 병이 나타난다면 장누수 증후군을 의심해볼 만합니다. 특히 과민대장증후군과 관련해서 관절염, 비염이나 기억력이상, 만성 피로 등의 증상이 있다면 진료를 받아보시는 것이 좋습니다. 일상생활에서는 밀가루, 술, 담배를 절대 금해주시고 가능하시다면 스트레스도 피해주시는 것이 좋습니다. 비타민A나 유산균, 오메가-3가 풍부한 음식도 도움이 되고요.

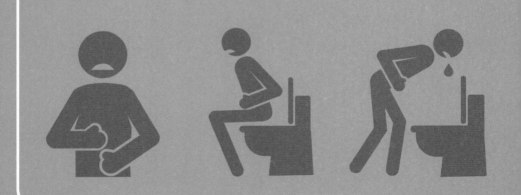

혹시 나도 과민대장증후군?

과민대장증후군이 어떤 병인지 알아봤습니다. 이제 과민대장증후군을 어떤 검사로 알아낼 수 있는지, 꼭 그 검사를 해야 하는지 알아보도록 하겠습니다. 하지만 검사보다는 증상이 우선되는 질환이라 증상으로 병을 진단하는 기준을 먼저 살피고 시작할게요..

배 아프고 설사하면 전부 과민대장증후군?

과민대장증후군은 1978년 처음 진단기준이 발표되었습니다. 개발자의 이름을 따 매닝(Manning) 기준이라고 부르는 초기의 간단한 진단기준이죠. 이후 이 질환에 대한 연구가 활발해지고 생각보다 과민대장증후군 환자가 많다는 것이 알려지면서 1990년에 전 세계 권위 있는 소화기 질환 전문가들이 모여 '로마 기준'을 만들게 됩니다. 그리고 과학이 발달하면서 로마 기준도 2차, 3차 개정을 이루게 되죠. 현재 가장 많이 활용 중인 진단 기준은 1999년 발표된 '로마 기준 2'와 '2006년에 발표된 로마 기준 3'입니다. 이들 기준보다 더 과거에 개발된 기준은 아직 질환에 대한 역학적인 조사가 덜 이루어지고 질환에 대한 이해가 훨씬 덜할 때 만들어졌기 때문에 현재 거의 사용되지 않습니다. 가장 최근 개발된 '로마 기준 4'의 경우 확실하게 검증이 덜 되었다고 생각하시는 분들이 많아 아직까지는 '로마 기준 2, 3'이 주로 활용되고 있습니다. 특별한 문제가 없다면 이제 '로마 기준 3'이 나온 지도 10년 이상 지났으니 '로마 기준 2'는 쓰이지 않을 날도 머지않았네요.

<過민대장증후군 로마 기준 II, 로마기준 III, 로마기준 IV>

과민대장증후군에 대한 Rome II 기준

지난 3개월 중 연속적일 필요는 없지만 적어도 12주 이상 복부 불쾌감이나 복통이 있고 다음 3가지 항목 중 2가지 이상이 있을 때

① 배변 후 증상이 완화된다.
② 증상과 함께 배변 횟수의 변화가 있을 때.
③ 증상과 함께 대변 형태와 굳기의 변화가 있을 때.

아래의 기준으로 설사형과 변비형으로 분류할 수 있다.

① 주당 3회 미만의 배변 횟수
② 하루 3회를 초과하는 배변 횟수
③ 단단하거나 덩어리진 배변들
④ 무른 변 또는 물 설사
⑤ 배변 시 과도한 힘주기
⑥ 배변 시 급박감(참지 못하고 화장실로 달려감)

설사형 : 2, 4, 6중의 1가지 이상을 만족하고, 1, 3, 5는 해당되지 않을 때.
변비형 : 1, 3, 5중의 1가지 이상을 만족하고, 2, 4, 6은 해당되지 않을 때.

과민대장증후군에 대한 Rome III 기준

반복되는 복통이나 복부 불쾌감이 지난 3개월간 한 달에 3일 이상 나타났다. 이 복통이나 복부 불쾌감은 아래 항목 중 두 가지 이상의 특징을 가져야 한다.

① 배변으로 증상이 호전된다.
② 복통, 복부 불쾌감이 있을 때 배변 횟수의 변화가 일어난다.
③ 복통, 복부 불쾌감이 있을 때 대변의 형태가 변화한다.

다음의 증상은 필수는 아니지만 과민대장증후군을 진단하는 데 도움이 된다.

- 비정상적인 배변 주기(1일 3회 이상이거나 주 3회 이하)
- 비정상적인 대변 형태(지나치게 단단하거나 무른 형태)
- 비정상적인 대변 행태(많이 힘주거나 급박하게 변을 보거나 잔변감이 느껴지는 경우)
- 점액변을 보는 경우
- 복부 팽만감을 느끼는 경우

현재 사용하는 '로마 기준 2, 3, 4'입니다. 과민대장증후군의 주요 증상은 복통과 복부 불쾌감으로 나온 것을 볼 수 있습니다. 증상을 앓은 기간도 제법 긴 기간이어야 합니다. 생긴 지 얼마 안 된 복통이나 불쾌감은 장염이나 단순 소화불량, 과식, 맹장염 등에서 더 자주 보이기 때문이죠. 과민대장증후군은 증상이 만성적으로 나타나야 진단 가능합니다.

주 증상에 배변의 회수나 양태, 변의 상태에 대한 이야기가 덧붙여집니다. 설사나 변비에 대한 직접적인 서술보다는 '이전과 다르거나 정상 범위를 벗어난 모든 형태'를 이야기하고 있죠. 실제 많은 과민대장증후군 환자들이 일정한 문제를 갖는 것이 아니라 같은 환자라도 때에 따라 설사나 변비, 정상변이 왔다 갔다 하기 때문입니다. 앞에서 간단히 살펴보았듯이 이러한 배변의 양상에 따라 환자들을 3가지 유형으로 나누게 됩니다. 설사형, 변비형, 혼합형입니다.

설사형 환자들은 주 증상이 복통이나 복부 불쾌감이긴 하지만 실제 병원을 찾는 이유가 되는 것은 잦은 설사입니다. 이 설사는 복통과 연관되어 나타나는 경우가 대부분인데 배가 아프거나 불편하다가 설사를 하면 편해지는 과정을 하루에 수차례 반복합니다. 긴장할 일이 있거나 갑작스러운 스트레스를 받으면 설사 증상이 더욱 심하게 나타납니다. 따라서 설사 그 자체보다는 일상생활을 함에 있어 중요한 시기에 화장실을 자주 다녀야 하는 불편함 때문에 병원을 찾게 됩니다.

변비형 환자들은 만성적으로 변비에 시달리게 됩니다. 주로 시험 기간처럼 장기간 정서적으로 스트레스를 많이 받는 시기에 더 심해졌다가 원인이 사라지면 어느 정도 해소되는 양상으로 나타나게 되죠. 복통이나 복부 불쾌감은 변비형 환자에게도 분명히 존재하지만 변비 때문에 오는 증상인지, 이러한 증상이 먼저 오고 변비가 오는 건지 불분명할 때도 있습니다. 그래서 단순한 만성 변비와 변비형 과민대장증후군은 임상적으로 유사한 경우가 많습니다.

혼합형은 쉽게 생각했을 때 '음~ 그럴 수 있지'라고 생각될 수 있지만 설사와 변비가 혼합될 수 있나요? 한쪽은 변을 지나치게 자주 보는 것이고 한쪽은 너무 적게 보는 것인데요. 혼합형은 설사하는 기간과 변비가 있는 기간이 교대로 나타나는 유형을 의미합니다. 제법 많은 환자에게서 보이는 증상이며 과민대장증후군을 제외한 다른 질환에서는 잘 나타나지 않는 특징적인 증상이기도 합니다. 이렇게 세 가지 유형으로 분류하고도 다 분류되지 못한 환자들이 있어서 가장 최근 개정된 기준에는 분류 불능형이라는 새로운 유형을 추가하였습니다. 사람마다 워낙 다채로운 증상들을 갖고 있으며 같은 유형의 환자라도 개개인의 특성에 따라 증상의 정도나 종류가 많이 다릅니다. 어떻게 보면 이렇게 다양한 모습을 하고 있는데 한 가지 질환으로 묶어서 설명해도 되나 싶을 정도입니다.

지금까지 과민대장증후군을 진단하는 기준을 알아보았습니다. 중요한 것은 이 기준만 만족시킨다고 과민대장증후군으로 분류되는 것은 아니라는 점입니다. 과민대장증후군의 대전제는 '다른 가능한 질환을 모두 배제하는 경우'입니다. 쉽게 이야기하자면 많은 검사를 통해 대장염, 궤양, 종양 등 많은 유사한 증상을 보일 수 있는 질환들이 아니라는 것을 밝혀낸 후에 앞서 제시한 기준을 만족한다면 과민대장증후군으로 진단한다는 것입니다. 그래서 사실 쉽게 내릴 수 있는 진단은 아니죠. 존재 가능한 모든 질환이 있나 확인한 연후에 확진 가능하니까요. 그래서 실제 환자를 볼 때는 과민대장증후군이 있을 만한 연령대의 환자가 특별한 다른 증상 없이 로마기준을 만족하는 상황이라면 일단 과민대장증후군에 대한 치료를 합니다. 일단 치료해보고 증상이 나아지지 않는다면 다른 질환을 의심해보는 방법을 많이 활용합니다. 검사 비용문제도 있고 대장 내시경 검사의 경우 환자가 많이 힘들어하는 검사 중 하나이기 때문이죠. 게다가 실제로 기준에 적합한 환자들의 대다수가 과민대장증후군으로 결과가 나오기 때문에 실용적인 방법입니다.

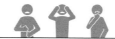

그럼 가스실금 증후군은 뭘까?

　간혹 남들과는 조금 다른 이유로 한의원에 찾아오는 분들이 계십니다. 방귀를 너무 자주 뀌는 것이 불편하다는 분들이시죠. 생활하면서 민망한 적도 많고 냄새도 많이 나는 데다가 그 냄새가 따라다니는 것 같다고 호소하십니다. 배 아프거나 다른 증상은 거의 없거나 있어도 신경 쓸 정도는 아니라고 하시면서요. 처음엔 이게 뭘까 했는데, 과민대장증후군의 일종이라는 것을 나중에 알게 되었습니다.

　과민대장증후군 환자들 사이에선 '가스형 과민대장증후군' 혹은 '가스실금 증후군' 같은 질환명이 통용되고 있습니다. 처음 이 이야기를 들었을 때는 새로 밝혀진 진단명인 줄 알았지만, 여기저기 물어보니 그냥 환자들이 사용하는 용어라는 것을 알게 되었습니다.

　정식 병명이 아니니 가스실금 증후군에 대한 정확한 정의도 나오진 않았습니다. 대략적으로 과민대장증후군의 증상을 가지면서, 변비나 설사와는 무관하게 방귀를 자주 뀌거나 방귀 나오는 것을 의식적으로 통제하지 못하는 증상을 가질 때 이런 이름으로 부르는 것 같습니다.

가스실금 증후군 환자는 다른 이상 증상보다는 방귀 자체에 많은 스트레스를 받게 됩니다. 소리나 냄새가 끊임없이 따라다니니 사회적으로 문제가 생기는 것입니다. 게다가 병원에서 사용하는 약제들도 설사, 변비, 복통, 소화불량에 대응하는 약뿐이라 이런 증상에는 별 도움이 안 되는 것이 사실입니다. 병원에서는 이런 이름의 질환은 없다고 그럴 뿐 아니라 여기에 맞는 약도 괜찮은 것이 없으니 많은 환자들이 방치되고 있습니다.

장 내에 가스가 발생하는 것은 뒤에 설명하겠지만 주로 먹는 음식의 종류와 식습관, 장의 건강 상태에 영향을 받습니다. 우선 우리가 먹는 음식에 쉽게 소화되지 않는 당분이 들어있다면, 장에 끝까지 남아 발효되게 됩니다. 당연히 무언가 발효되면 가스가 나오고요. 혹은 단순히 탄산이 들어있는 음식을 먹거나 음식을 급하게 먹느라 공기를 같이 삼켜도 장에 많은 가스가 차게 되겠죠. 우리가 공기를 먹거나, 가스를 만드는 음식을 먹지 않더라도 장에 문제가 있어 가스가 차는 경우도 많이 생깁니다. 과식을 했거나 상한 음식을 먹었을 때 냄새가 독한 방귀를 자꾸 뀌는 것을 경험해보셨을 겁니다. 장 기능이 떨어지면 벌어지는 일입니다. 원활하게 소화, 흡수되지 못한 음식물들이 장에 많이 돌아다니고 그게 발효나 부패되면서 평소보다 훨씬 많은 가스가 형성되는 것이죠. 여기에 원래대로라면 모두 흡수되었어야 할 성분들이 부패되면 냄새가 고약해지는 것입니다. 정상적인 장 내 가스는 냄새가 거의 없는 편입니다. 주변에 흔히 보이는 배 나오고, 술 자주 마시는 아저씨들의 방귀 냄새가 독한 것도 이런 이유입니다.

여기에 방귀를 계속 참거나 장 누수 증후군이 있는 분들이라면 방귀를 뀌지 않아도 그 냄새가 몸에서 날 수 있습니다. 장에서 생성된 가스는 참으면 어디 가는 게 아니라 다시 몸으로 흡수됩니다. 그리고 혈액을 따라 돌아다니다 일부는 피부와 호흡기를 통해 뿜어지게 되고 일부는 간에서 해독해버리죠. 그냥 방귀로 내보내면 별거 아닌 것들을 간이 정화해야 하니 이런 분들의 건강이 좋을 리가 없습니다. 장 누수 증후군이 있는 분들은 장 내 가스가 방귀를 참거나 안 참거나 상관없이 꾸준히 장으로 흡수됩니다.

애초에 연구가 거의 안 된 분야다 보니 진료 경험에 의존할 수밖에 없습니다. 진료하면서 접한 가스실금의 원인은 몇 가지가 있습니다. 일단은 가장 이해하기 쉬운 항문의 조임이 잘못된 경우입니다. 가스실금으로 병원에 다니다 보면 항문외과에서 괄약근의 압력을 측정해보게 되는데요, 간혹 괄약근의 압력이 떨어지면서 가스가 새는 경우가 있습니다. 문자 그대로 안 나가게 꽉 붙들어야 하는데 힘이 풀린 것이죠. 이 경우 원인이 명쾌하기 때문에 괄약근 훈련과 몇 가지 다른 방법을 함께 사용하여 치료하면 예후가 괜찮은 편입니다.

두 번째 원인은 장내 미생물 문제, 소화 기능 문제 등 장 기능이 떨어지면서 나타나는 것입니다. 몸에서 냄새를 나게 하는 물질들이 장속에서 생성되어 항문을 통하지 않고 냄새가 나는 것이죠. 이런 분들의 특징은 방귀를 뀌거나 가스가 새어나가는 게 느껴지지 않는데 냄새가 따라다닌다고 하는 것입니다.

세 번째 원인은 심리적인 원인입니다. 장이 안 좋고 과거에 관련된 안 좋은 경험이 있던 분들에게서 흔히 보이는데요, 실제 가스가 새거나 냄새가 나지 않고 주변 사람들도 못 느끼는데 나 혼자만 냄새가 난다고 생각하는 분들입니다. 위의 경우처럼 몸에서 냄새가 나되 미세해서 나만 느끼는 경우도 있지만 진동을 가짜로 느끼는 것처럼 냄새를 착각하는 경우가 많습니다. 대개 스트레스, 우울, 불안, 조현 등 심리적인 문제와 관련된 분들이 이런 경우가 많습니다.

치료도 마찬가지로 연구된 바가 거의 없기에 다른 과민대장증후군 타입에 맞춰 들어가게 됩니다. 다행인 점은 이렇게 적용하여 치료해도 치료 효율은 비슷하게 나오며 대부분 일정 이상 치료 가능하다는 것입니다.

의학적으로 가스실금 증후군은 특별한 원인 질환이 없는 한 과민대장증후군에 포함됩니다. 다만 과민대장증후군은 대변 상태에 따라 질환을 분류해놨기 때문에 아무리 가스가 가장 큰 문제여도 가스형 과민대장증후군이란 표현은 사용하지 않습니다. 병원에다 아무리 가스형이라고 외쳐도 의사들이 못 알아듣는 이유죠. 그래도 많은 환자들이 이 단어를 사용하고 점점 그 수가 늘고 있는 추세기 때문에 머지않아 가스형에 대한 연구도 많이 이루어질 것이라 생각됩니다.

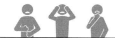

좋거나 싫거나 일단 내시경

과민대장증후군을 찾아내는 검사는 없지만 다른 질환을 배제하는 검사는 많다는 이야기를 했습니다. 그리고 '기타 등등'에 속하는 과민대장증후군은 다른 질환이 아님을 증명해야 정확히 진단받을 수 있고요. 그래서 좋거나 싫거나 무슨 병인지 알려면 검사를 해야 하죠. 특히 대장 내시경을요.

대장 내시경 검사는 대장 내 여러 물질들을 다 내보낸 후 텅 빈 장관 안쪽을 카메라를 넣어 직접 관찰하는 검사입니다. 가느다란 전선 끝에 카메라를 달아놓고 항문에서부터 들어가며 안쪽을 둘러보는 것이죠. 그냥 쭉 보기만 하면 될 것 같지만 대장에는 주름도 많고 지나가며 보는 것이라 잘 안 보이는 부분들도 있고, 말 그대로 눈으로 딱 보고 정상 대장인지 질환이 있는 것인지 알아야 하는 문제라 숙련된 의사만 정확한 검사 결과를 도출해낼 수 있습니다.

요즘엔 가느다란 전선 끝에 카메라만 달지 않습니다. 집게를 달아 장 점막을 조금 떼와 조직 검사를 하기도 하고, 올가미를 달아 용종을 잘라내기도 합니다. 레이저를 달아 문제되는 것들을 태우거나 피나는 곳을 지져버리기도 하죠. 즉, 검사하면서 동시에 병을 발견하는 즉시 치료가 가능하다는 큰 장점이 있습니다. 과민대장증후군 환자들은 내시경 검사상 발견되는 것이 없으니 이런 치료가 적용될 수 없겠지만요.

소화기 질환에 있어서 내시경 검사가 차지하는 위치는 남다릅니다. 단순한 염증부터 궤양, 암까지 거의 모든 질환에 대한 진단을 내릴 수 있죠. 눈에 보이는 '기질적' 문제가 생기는 모든 질환은 내시경으로 진단됩니다. 반대로 내시경을 통해 진단하기 힘든 대장의 질환은 의학적으로 밝혀진 부분이 몹시 적다고 할 수 있습니다. 아직까지는 질환이 눈으로 확인되고 그 부분의 조직검사를 통해서야 질환의 원인을 감 잡을 수 있기 때문이죠.

그럼 복부에 불쾌감과 잔변감 같은 증상을 갖고 있으면서, 긴장하면 증상이 심해지는 전형적인 과민대장증후군 환자더라도 대장 내시경 검사를 꼭 해야 할까요? 이에 대해서는 의견이 분분합니다. 물론 환자의 나이가 많은 경우 암이라는 치명적인 질환일 가능성이 있기 때문에 모든 의사들이 대장 내시경을 권합니다. 하지만 20, 30대의 젊은 사람일 경우 의심되는 질환이 장염, 과민대장증후군, 식중독, 만성 변비 정도기 때문에 굳이 검사를 하지 않고 증상에 맞춰 치료를 바로 시작하기도 합니다. 간단한 치료의 반응을 보며 증상이 잘 잡히고 나으면 좋은 것이고, 의심할만한 다른 증상이 생기거나 잘 낫지 않으면 그때 다시 내시경 검사를 해도 괜찮으니까요.

저는 한의원에서 진료를 하기 때문에 찾아오시는 환자 대부분은 병원 진료가 마음에 들지 않아서 오시는 분들입니다. 질환 별로 다양한 불만 사항을 안고 오시지만, 과민대장증후군 환자분들은 크게 두 가지 불만을 갖고 오시더라고요. 하나는 치료해도 약 먹을 때만 괜찮고 자꾸 재발한다는 것이고, 다른 하나는 대장 내시경 하자 그런다는 것입니다.

대장 내시경 검사를 위해서는 검사 전날부터 장을 비우는 약을 먹어야 합니다. 많은 분들이 힘들어하시는 부분입니다. 오랜 시간 설사하는 약을 먹고 화장실에 많이 가야 하고, 깨끗이 비워야 하기 때문에 먹는 약의 양이 몹시 많고 맛도 안 좋기 때문이죠. 체력이 약하신 분들은 검사하기 전에 이 과정을 겪으며 많이 힘들어하시기도 하고요. 사실 최근 대장질환이 급격히 증가하고 있는 추세라 위 내시경보다 대장 내시경을 더 권장하긴 하지만, 이런 고통 때문에 대장 내시경을 받는 사람들은 그렇게 많지 않다고 하네요.

이런 직접적인 고통 말고도 장을 한번 비웠다가 채우는 것이기 때문에 생기는 부작용도 있습니다. 장내 세균총에 문제가 생기는 것인데요, 평소 만성 변비가 심한 분들이라면 이로운 일일 수도 있지만, 정상적인 장내 세균총을 가진 분이시라면 손해를 보는 측면도 있습니다. 그동안 쌓아온 좋은 구조를 다 무너뜨리고 다시 장내 세균총 구조를 짜야 하기 때문입니다. 이 과정에서 유해균이 전보다 더 많은 비중을 차지할 수도 있고, 운이 좋다면 전보다 더 좋은 유익균들이 많이 자랄 수도 있습니다. 물론 이런 부작용들은 대장 내시경 후에 유산균 제제를 복용하고, 프리바이오틱스가 되는 좋은 음식을 많이 먹음으로써 충분히 막을 수 있답니다. 내시경 끝났다고 기분 좋게 술 마시고, 건강에 해롭지만 맛있는 음식을 많이 드시지 마시고 장내 세균총이 자리 잡을 때까지는 음식을 주의해주셔야 합니다.

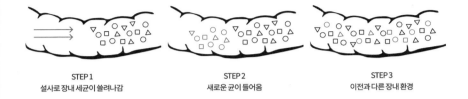

STEP 1
설사로 장내 세균이 쓸려나감

STEP 2
새로운 균이 들어옴

STEP 3
이전과 다른 장내 환경

이러한 단점에도 불구하고 대장 내시경을 병원에서 권하는 경우 꼭 하시길 바랍니다. 한국의 암 유병률이 매년 높아지고 있고, 조만간 소화기암 중에 대장암이 1등 할 것이라는 전망도 나오고 있으니까요. 암의 조기 진단이 치료율에 미치는 영향을 생각해본다면 위에 있는 부작용 정도는 충분히 감수할만한 것들입니다. 그리고 암이 아니더라도 과민대장증후군과 유사한 염증성 대장질환들도 최근 많이 증가하고 있으니 더욱 권장됩니다. 장내 세균총을 전보다 잘 쌓으면 더 건강해지기 위한 계기가 될 수도 있고요.

대장 내시경과 유사한 검사로 대장 조영검사가 있습니다. 대장 내시경과 마찬가지로 대장을 깨끗이 비운 다음 항문을 통해 특수한 약을 넣고 몸을 굴려서 약이 대장에 골고루 발라지기를 기다린 후 엑스레이로 촬영을 하게 됩니다. 이 특수한 약을 조영제라고 부르는데요, 엑스레이와 같은 방사선 촬영을 하면 이 약이 묻은 곳은 선명하게 나오게 됩니다.

대장에 발라진 조영제 덕분에 대장의 모습이 엑스레이에 선명하게 나오게 되고, 이를 자세히 들여다보면 종양, 궤양 같은 것들이 있는지, 어느 정도 크기로 있는지 알 수 있다고 하네요. 대장 내시경이 직접 카메라를 넣어서 육안으로 보는 것이라면, 조영 검사는 조영제로 대장을 밖에서 찍을 수 있게 만드는 검사라고 할 수 있겠습니다.

대장 조영검사와 대장 내시경은 진단하는 목적이 같습니다. 어쨌든 두 가지 다 장관 내에 문제가 있는 것을 살펴보는 검사이고 간접적으로 보든, 직접 보든 보고 찾는 것이기 때문이죠. 그래서 두 검사를 모두 할 필요는 없습니다. 그럼 어느 것을 하는 것이 나을까요? 극히 적은 경우를 제외하고는 대장 내시경 쪽이 더 선호됩니다. 선명하게 육안으로 볼 수 있고 문제가 있으면 조직검사를 위한 샘플 채취도 즉석에서 할 수 있기 때문이죠. 사실 의사의 능력에 따라 다르지만, 소수의 조영 검사의 대가를 제외하고는 내시경으로 진단하는 것이 더 정확도도 높다고 합니다.

어차피 대장 조영 검사도 장을 비우는 고통스러운 과정도 똑같고, 검사 후 장내 세균총을 다시 형성해야 하는 것도 똑같으니 과민대장증후군 증상이 있다면 대장 조영검사보다는 대장 내시경을 좀 더 추천합니다.

이제 장이 많이 안 좋아서 병원 자주 다니시는 분들은 캡슐 내시경 이야기를 기다리고 계실 겁니다. 캡슐 내시경은 비교적 최근에 개발된 기술로 만든 내시경입니다. 그래서 아직 많은 병원에 보급되진 못했지요. 검사 방법은 일단 카메라가 달린 알약을 삼킵니다. 그 알약은 소화되지 않고 장을 따라 내려가며 내부를 촬영한 후 항문을 통해 배출되게 되죠. 뱃속에서 촬영한 사진을 갖고 병을 진단하게 됩니다. 캡슐도 그렇게 크지 않고 보통의 알약 정도의 크기라 복용(?)이 간편하다고 하네요.

어떤 측면에서는 대장 내시경에 비해 간편하고, 입에서 항문까지 모든 영역을 한 번에 다 볼 수 있으니 효용성이 높다고 할 수 있겠지만 여러 가지 단점으로 인해 위 내시경과 대장 내시경의 대안이 되지는 못한다고 합니다. 일단 캡슐이 장에서 스스로 굴러다니며 촬영을 하기 때문에 원하는 부위를 정확히 관찰하지 못합니다. 특별히 병이 잘 생기는 부위들이 있는데 그런 곳들은 꼼꼼하게 관찰할 필요가 있거든요. 캡슐 내시경을 하면 우리가 조작을 하는 것이 아니기 때문에 그런 위험 부위를 꼼꼼하게 살피지 못합니다.

캡슐이 정확히 카메라를 정면에 두고 일정하게 가는 것이 아니기 때문에 장의 모든 부분을 찍지 못합니다. 대략 장 전체 면적의 60~70% 정도만 찍는다고 하네요. 그래서 촬영되지 못한 부분에 있는 염증이나 종양 같은 것들은 확실하게 찾아낼 수 없다고 합니다. 그런 사각지대가 병이 잘 생기는 부분과 겹친다면 검사의 신뢰도는 더욱 떨어질 수밖에 없죠.

비용도 문제입니다. 카메라, 송수신기, 배터리가 작은 알약 크기에 들어간 첨단 기술의 집약체 내시경이 통째로 일회용입니다. 당연히 비쌀 수밖에 없죠. 대장 내시경이나 위 내시경은 보험이 적용되는 진료고 몹시 저렴한 편에 속하기 때문에 더욱 경쟁력이 떨어질 수밖에 없습니다.

이런 단점에도 불구하고 캡슐 내시경은 고유한 진단 가치를 인정받는 부분이 있습니다. 바로 소장의 촬영이 가능하다는 점입니다. 내시경으로 장관 내를 살펴보려면 입, 항문을 통해서만 들어갈 수 있습니다. 그래서 입으로 들어가면 가까이에 있는 위, 십이지장을 살필 수 있고 항문으로 들어가면 대장과 소장의 끝부분 정도를 볼 수 있죠. 중간에 위치한 소장은 내시경을 넣어 보기에 멀기도 하거니와 많이 구불거리고 직경도 대장처럼 넓지 않기 때문에 이런 방식으로는 관찰이 거의 힘듭니다. 실제 소장의 길이 자체도 엄청 길어서 더 문제고요. 이전에는 소장 조영술을 통해 어렴풋이 볼 수는 있었지만 정확한 진단은 10% 이하였다고 하네요.

　따라서 캡슐 내시경은 주로 소장을 촬영하기 위해 활용됩니다. 장에서 출혈, 복통, 설사 등이 일어나는데 위나 대장에는 문제가 없을 때 소장에 문제가 있는지 살펴보기 위해 응용되죠. 과민대장증후군과 유사한 증상을 가진 소장질환으로는 크론병이 있습니다. 크론병은 대장에도 문제가 있지만 염증이 주로 소장에 나타나기 때문에 이를 진단하기 위해 캡슐 내시경이 주로 활용되고 있죠. 결국 과민대장증후군을 진단함에 있어서 크론병과 증상이 유사할 때 두 가지를 감별하기 위한 검사 도구로 활용하게 됩니다.

무서운 내시경 안 할 수 없을까?

결국 과민대장증후군 환자들은 한 번쯤 거쳐 가는 검사가 대장 내시경입니다. 하지만 이게 결코 쉽지 않은 검사라 좀 더 편하게 받을 수 있는 검사가 있지 않을까 생각하게 되죠. 그래서 몇몇 가능성 있는 검사를 좀 더 이야기해보도록 할게요.

엑스레이, CT, MRI는 언뜻 보기엔 많이 다른 검사지만 중요한 공통점이 있습니다. 바로 정지된 사진을 본다는 점이고, 장을 비우지 않고 관찰할 수도 있다는 점입니다. 사실 이들은 대장 내시경에 비해 딱히 더 좋은 정보를 주지도 않고 엑스레이를 제외하고는 대장 내시경에 비해 비용도 비싸기 때문에 대장만 관찰할 목적으로는 잘 활용되지는 않습니다.

다만, 엑스레이의 경우 일부 활용 가능한 부분이 있습니다. 진단이 빠르고 간편하여 복통, 설사, 복부 팽만, 심한 변비 등이 있을 경우 일단 찍어볼 수 있죠. 응급한 상황인지 판단해볼 수 있는 좋은 방법 중의 하나입니다. 과민대장증후군의 증상들은 다른 응급한 장질환들과 유사한 부분이 있으니 이럴 때 저렴한 비용으로 감별에 도움이 될 수 있습니다.

그리고 위전도 검사라는 것이 있습니다. 위전도 검사는 다른 검사에 비해 아무래도 생소하시죠? 실제 소화기 질환 진단에 위전도를 활용하는 병원도 드물고 이 검사로만 진단되는 특수한 질환도 없어서 그럴 것입니다. 위전도 검사는 배 위에 전극을 붙여 위장이 어떻게 움직이고 있는지 살펴보는 검사입니다. 실제 음식을 먹었을 때 위장이 얼마나 빠르게 움직이는지, 효과적으로 움직이는지 살펴보는 검사죠. 다른 검사들이 정지된 사진을 살펴보거나, 음식물이 하나도 없을 때의 모습을 보는 것과 달리 가장 평상시 모습과 유사한 상황일 때 검사할 수 있다는 장점이 있습니다.

위전도 검사는 소화불량이나 복통이 있는데 내시경을 비롯한 다른 검사에서는 이상을 찾지 못하는 경우가 많아져서 개발된 검사 방법입니다. 이런 질환들은 대개 위장의 운동 기능에 이상이 와서 증상이 나타난다고 추측됐기 때문에 이를 실제로 검사를 통해 입증할 방법이 필요했던 것이죠. 과민대장증후군도 마찬가지로 다른 검사에서 이상을 발견할 수 없는 질환이기 때문에 위전도 검사를 통해 진단하려는 노력이 있어왔죠.

장점이 많은 검사지만, 정확한 질환명을 가려낼 수 있는 능력이 없는 검사이고 위장의 운동이 여러 질환과 관련 없이 나타나는 경우도 제법 많기 때문에 검사 결과를 전적으로 신뢰할 수 없다는 단점이 있어서 많이 사용되지는 않습니다. 위장의 운동 기능이 어떤가만 가볍게 살펴볼 수 있어 어디까지나 보조적으로만 활용할 수 있다는 것이죠.

위전도 검사는 비록 위의 기능을 살펴보는 검사이지만 과민대장증후군 환자에게도 적용할 수 있습니다. 주로 소화불량을 호소하는 과민대장증후군 환자들을 대상으로 많은 연구가 이루어졌는데, 소화불량이 위장의 기능 장애로 온 것이 아닌가 하는 생각에서였죠.

검사 결과, 실제로 과민대장증후군 환자들은 위 운동이 떨어져 소화하는 데 오랜 시간이 걸린다고 합니다. 한 가지 특이한 점은, 소화불량을 갖고 있거나 갖고 있지 않거나 상관없이 과민대장증후군 환자라면 누구나 비슷한 수준으로 위 운동이 떨어져 있다고 하네요.

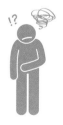 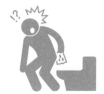

장내 세균 여러분, 잘 부탁드립니다!

장내 세균총은 최근 들어 전 세계적으로 활발히 연구되고 있는 분야입니다. 사람의 대장에는 100조 개 정도의 세균이 살고 있다고 하죠. 이는 사람 전체 세포수의 10배에 달하는 숫자입니다. 장에 이렇게 많은 세균이 살고 있다는 점은 오래전부터 알고 있었고, 대변이 존재하는 곳이기 때문에 당연하게 받아들여졌습니다. 그리고 이들 세균이 특별히 탈을 일으키지도 않고 늘 그대로 존재해왔기 때문에 그저 인간의 장에 적당히 엉혀살면서 유해균이 자라지 못하게 하는 정도로만 생각했습니다.

과학 기술이 발달하고 이런 장내 세균들이 어떤 일을 하는지 관찰할 수 있는 기술이 생겨나자 이들 세균이 생각보다 중요한 역할을 하고 있다는 것이 밝혀졌습니다. 거의 사람의 내장기관 수준으로 다양하고 핵심적인 역할을 하고 있었던 것이죠. 장내 세균들은 항생 물질을 생산하기도 하고 독성 물질을 제거해주며 면역기능을 조절해주기도 합니다. 소화가 완전히 되지 못한 영양분의 흡수율에도 큰 영향을 미친다고 하고요. 이러한 기능과 관련하여 자폐증, 강직성 척추염, 장염, 관절염, 암, 알레르기 등에 큰 영향을 준다고 합니다. 심지어 몸에 해로운 콜레스테롤의 흡수를 떨어트리는 균도 있었죠. 워낙 다양한 세균이 존재하기 때문에 모든 균이 어떠한 역할을 하는지 정확하게 알지 못하지만 연구가 거듭될수록 새로운 역할들이 나타나겠죠.

이러한 장내 세균들의 중요성이 알려지게 되면서 어떠한 균이 장에 많으면 더 건강한 것인지 관심을 갖기 시작했습니다. 수많은 종류의 유산균들이 하는 일이 무엇인가 연구하기 시작했고 특정한 균들은 해로운 점이 더 많다는 것도 찾아냈습니다. 그리고 사람마다 갖고 있는 장내 세균의 종류와 종류별 양이 많이 다르다는 것도 밝혀냈죠. 그런데 놀라운 점은 여기서 그치지 않았습니다. 장내 세균의 종류별 비율에 따라 사람이 뚱뚱하고 마르고의 차이도 나고 특별한 질병을 더 앓기도 하며 집중력이나 성격 같은 부분도 달라진다는 것이었죠. 물론 이러한 부분은 아직까지 연구 중이어서 얼마든지 결과가 뒤집힐 가능성이 있지만 현재까지의 연구로는 장내 세균이 전신 건강에 큰 영향을 미치는 것이 확실해 보입니다.

과민대장증후군 환자에게서도 장내 세균이 문제 되지 않을까 하여 연구가 이루어지고 있습니다. 아직까지 '정확히 뭐다.' 하는 결론은 나지 않았지만 그래도 과민대장증후군 환자들과 정상인은 장내 세균의 종류별 비율이 좀 다르다는 것이 밝혀졌습니다. 아쉽게도 그런 점이 복통, 불쾌감, 팽만감, 잔변감 같은 요소와 직접적으로 관련 있게 나타나지는 않고 있어서 이를 통한 치료의 개발은 아직 멀어 보입니다.

장내 세균과 과민대장증후군의 또 다른 연결 고리는 뒤에 기술할 감염 후 과민대장증후군입니다. 아무래도 장이 유해균에 감염되고 회복된 이후라면 장내 세균총이 평소와는 다른 모습으로 존재할 것입니다. 유익균들이 주도적으로 자리 잡은 상태였는데 유해균이 그 주도권을 가져갔고, 설사와 다른 면역반응들로 한차례 장내 세균들을 씻어낸 상태가 되는 것이죠. 이후 다시 유익균이 원래대로 자리를 잡을 수도 있지만 전과는 다른 형태로 장내 세균이 자랄 수도 있습니다. 그러면 우리 몸에서는 비정상적인 상황이니 면역 반응을 일으킬 수 있고요. 이러한 것들이 감염 후 과민대장증후군에서 미세한 염증 반응을 오래도록 유지하게 하는 것을 설명할 수 있고 다양한 증상들도 함께 설명이 가능합니다.

마찬가지로 최근에는 과민대장증후군 환자뿐만 아니라 염증성 장질환을 갖고 있는 수많은 환자들을 대상으로 장내 세균총에 관한 연구를 하고 있습니다. 장이 안 좋은 환자 대부분이 장내 세균총의 이상이 발견되었고, 이를 치료하면 증상이 호전되는 것이 밝혀지고 있죠. 이에 따라 유산균이 최근 주목받고 있습니다.

장에 있는 모든 세균들이 도움되는 것은 아닙니다. 대부분의 유산균처럼 우리 몸에 이로운 유익균이 있는가 하면, 식중독이나 설사를 유발하거나 체내에서 독소를 만들어내는 균들이 있습니다. 그리고 도움되는 균이라도 각자 하는 역할이 달라 그중 일부만 장에 도움이 된다고 알려져 있죠. 그래서 몇몇 장에 도움되는 유산균 종류를 우리 장에서 많이 자라게끔 하는 방법을 연구 중에 있습니다.

그럼 장 내 유익균을 키우려면 어떻게 해야 할까요? 가장 직접적인 방법으로는 건강한 사람의 대장에서 대변을 가져온 다음 이를 환자에게 이식하는 방법이 있습니다. 해외에서는 대장질환뿐만 아니라 각종 난치병 치료에 쓴다고 하는데 제법 효과 보는 사람들이 많다고 하네요. 아직 확실하게 검증된 방법은 아니고 국내에서는 하는 곳이 아직 없는 것으로 알고 있습니다. 이런 방법 외에 우리가 할 수 있는 방법으로는 프리바이오틱스와 프로바이오틱스를 섭취하고 유산균을 없애는 활동을 줄여나가는 것입니다. 닭 키우는 것으로 간단한 비유를 해보겠습니다.

　농장에 닭이 10마리 있습니다. 이 닭을 100마리로 늘리고 싶다면 크게 세 가지의 방법이 있습니다. 우선 닭이 먹을 모이와 필요한 것들을 충분히 주는 것입니다. 100마리의 닭이 자라고 번식하기에 충분히 좋은 환경이라면 시간이 지남에 따라 저절로 숫자가 늘겠죠. 두 번째는 그냥 닭을 90마리 사서 넣는 방법입니다. 순식간에 필요한 만큼 닭이 있겠네요. 농장이 100마리의 닭이 잘 살기에 적합하다면 충분히 좋은 방법이겠지만 그렇지 않다면 금방 죽어서 숫자가 줄어들겠죠. 세 번째는 농장에 들어와 닭을 잡아먹는 들짐승을 잡아 없애고 조류독감이 돌지 않게 하는 방법입니다. 기본적으로 꼭 해줘야 할 방법이겠네요.

　이를 장내 유산균에 대응하면 이렇습니다. 프리바이오틱스(prebiotics)는 유산균들이 먹을 식량입니다. 닭이 먹을 모이를 정비해주는 것에 비유할 수 있겠네요. 보통 당분들은 우리 몸에서 다 소화시키고 흡수해버려서 장까지

가게 두지 않는데요, 몇몇 소화 못 시키는 당분들이 대장으로 가게 됩니다. 대표적인 것이 프락토올리고당이죠. 일부 발효 한약도 비슷한 역할을 합니다. 단, 이런 프리바이오틱스는 포드맵(FODMAPs)에 해당되는 경우가 대부분이니 설사형 과민대장증후군 환자분들은 피해주시는 것이 좋습니다. 여기에 곁들여 식이섬유를 많이 섭취하고 합성첨가물이 덜 들어간 음식을 먹어준다면 유산균이 자라기 좋은 환경도 만들 수 있겠죠. 포드맵에 대한 자세한 내용은 뒤에 나옵니다.

　프로바이오틱스는 그냥 유산균입니다. 유산균을 어떻게 잘 모아서 캡슐에 넣어 살아서 장까지 보내는 약이죠. 농장에 닭을 90마리 사서 넣는 방법과 유사합니다. 가장 간단하면서 효과적으로 장내 유산균 수를 늘릴 수 있죠. 다만 유산균이 살기 힘든 환경이라면 기껏 늘려놓은 유산균들이 다 죽어서 원래대로 금방 돌아간다는 것이 흠이지만요.

　유산균을 없애는 행동들이 있습니다. 지사제, 변비약, 항생제 같은 약들이죠. 지사제나 변비약은 장내 수분을 없애거나 너무 많이 내보냄으로 유산균들이 살기 힘들게 만듭니다. 항생제는 해로운 균을 없애기 위해 복용하지만 유산균도 같이 죽어서 문제고요. 이러한 약들을 복용해야 할 시 어떻게 하면 내 유산균들을 보호할 수 있을까 고민하셔야 합니다. 가장 좋은 방법은 약을 처방해준 의사 선생님과 의논하는 겁니다. 장내 세균을 최대한 고려하여 약 복용 기간을 단축시키거나, 영향이 적은 약으로 대체하거나, 유산균 제제를 함께 처방받는 방식으로 도움을 줄 수 있습니다.

　이렇게 유산균을 통해 장내 유익균을 조절해주고 과민대장증후군을 치료하려는 시도는 많이 있어왔습니다. 다른 장질환들과 마찬가지로 과민대장증후군 치료에도 중요한 부분을 차지할 것이라 예상했죠. 하지만 아직까지 결과는 썩 좋지 못합니다. 유산균 제제를 복용해도 복통이 약간 줄어들 뿐, 대변 상태나 가스 참, 잔변감 같은 증상에는 별다른 도움이 안 된다는 결론에 다다르고 있습니다. 앞으로 더 많은 종류의 유산균으로 연구를 할 테니 가능성이 없는 치료는 아니지만 아직까진 유산균에 너무 큰 기대를 하진 않는 것이 좋겠습니다.

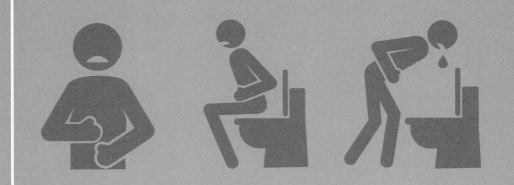

과민대장증후군,
왜 그런지나 알고 아프자

과민대장증후군은 도대체 왜 생기는 병일까요? 원인을 알아야 치료도 할
것이고 악화시키는 요인을 찾아서 없앨 수도 있을 텐데요. 여기에는 많은 학
설이 존재하지만 아직 그 어느 것도 강력한 지지를 얻고 있진 못합니다. 그
냥 이러저러한 연구들로 두리뭉실한 형태만 찾아내고 있는 중이죠. 그럼 과
민대장증후군을 의사, 한의사들은 어떻게 생각하고 어떻게 치료하려고 하
는지 살펴보도록 할게요.

과민대장증후군은 장운동의 문제다!

가장 자주 보이는 형태의 과민대장증후군 환자분을 예로 들어보겠습니다. 20대 후반의 K 씨는 이미 10년째 과민대장증후군을 앓고 있습니다. 피곤하거나 신경 쓰는 일이 있으면 꼭 설사를 하기 시작하고, 식사하면 한 시간 내에 꼭 화장실에 다녀오게 됩니다. 평소 배가 불편한 느낌은 있는데 아프진 않았다고 하네요. 설사 직전에만 잠깐 아플 때가 있다고 하고요. 최근에 고시 준비를 하면서 증상이 더 자주 나타났으며, 이젠 조금 매운 음식이나 기름진 음식을 먹으면 바로바로 설사한다고 합니다. 덕분에 체중이 조금씩 줄고 있고요. 병원에서 검사를 해봐도 아무것도 나오지 않는다고 하고요. 그럼 이분의 병을 하나씩 나눠 살펴보도록 하겠습니다.

앞에서 과민대장증후군의 정의와 범위를 살펴보았습니다. 여기서 염증이나 종양 같은 눈으로 보이는 질환들이 없어야 과민대장증후군으로 진단된다고 이야기했습니다. 눈으로 봐도 아무 이상이 없으니 대번에 '기능'의 문제라고 설명하고 기능성 위장장애라는 이름이 붙게 되었죠. 이후의 연구는 당연히 대장의 기능을 살피는 것이 중심이 되었습니다. 증상이 설사, 변비, 복통, 불쾌감이 중심이다 보니 주로 흡수보다는 '장이 어떻게 움직이나'를 연구하는 방향이었죠. 하지만 많은 연구가 진행됨에도 불구하고 생각보다는 큰 성과를 거두지 못했습니다. 분명 장관의 운동이 정상인과 다른 형태이긴 하지만 이게 증상에 어떤 영향을 주는지 명확하지도 않고, 사실 그렇게 큰 변화도 아니기 때문이죠. 그래도 분명 대장의 운동이 변화한다는 것은 사실이고 현재도 이 부분을 공략하는 약들을 많이 활용하고 있습니다.

정상인의 대장은 보통 거의 움직임이 없다시피 한 느린 속도로 움직입니다. 그러다 음식을 먹고 나면 점차 운동하기 시작해서 30분 정도 지나면 활동성이 최고에 달하게 되죠. 그 후 20분 정도에 걸쳐 다시 평소와 같은 속도로 움직이게 됩니다. 식사 후 50분 정도 움직이고 다시 정상적으로 바뀌는 것이죠. 하지만 과민대장증후군 환자들의 경우 운동량 증가폭도 클뿐더러 30분, 50분이 지나도 계속 운동이 증가된 상태를 유지한다고 하네요. K 씨처럼 많은 설사형 환자분들이 밥 먹고 조금 있다가 화장실에 가게 되는 것도 이런 현상에서 기인한다고 볼 수 있습니다.

최근에는 설사형 환자에게서 직장과 S자결장의 운동 능력이 떨어지는 것도 밝혀냈답니다. 또한 대변을 밀어내는 대장의 움직임도 적은편이라고 연구 결과가 나왔고요. 설사를 하는 환자이지만 대변을 밀어내는 운동 능력이 떨어진다는 이해하기 어려운 결과입니다. 반대로 혼합형, 변비형 환자에게서는 대변을 밀어내는 운동이 정상인보다 더 자주 일어난다고 하네요. 논리적으로 설명하기가 어려운 결과지만, 어쨌든 건강한 사람과는 많이 다른 모습이라고 할 수 있겠습니다.

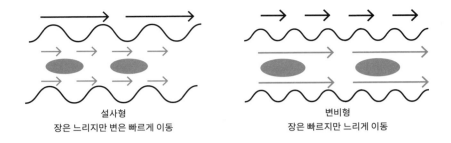

설사형
장은 느리지만 변은 빠르게 이동

변비형
장은 빠르지만 느리게 이동

이러한 대장의 운동과는 별개로 실제 대변이 장에서 움직이는 속도는 우리가 생각하는 것과 비슷하다고 합니다. 설사형 환자는 더 빨리 움직이고 변비형 환자는 더욱 천천히 움직였다고 하네요. 대장이 움직이는 속도와는 반대로 대변이 움직이는 모습입니다. 이러한 모습 때문에 많은 연구들이 난관에 봉착하게 되었죠.

과민대장증후군이 대장뿐만 아니라 위장의 운동에도 영향을 미치는지 살펴보았습니다. 위전도 검사를 통해 연구한 결과, 과민대장증후군이 있어도 위의 운동은 별로 변하지 않는다는 것을 밝혀냈습니다. 특별히 소화불량을 함께 갖고 있는 과민대장증후군 환자를 제외하고는 정상인과 별반 다를 것 없는 모습을 보여줬다고 합니다.

그렇다면 소장의 운동과는 어떠한 관계가 있을까요? 대장에서와 마찬가지로 설사형 환자는 내용물이 빨리 지나가게 되고 변비형 환자는 내용물이 보다 천천히 지나가게 되었답니다. 또한 과민대장증후군의 특이적인 복통이나 불편감이 있을 때 소장의 뒤틀리는 듯한 혹은 짜는듯한 움직임이 보였다고 하네요. 이로 미루어보아 과민대장증후군은 위장보다는 소장과 연관이 많은 질환임을 알 수 있습니다.

그리고 전반적으로 대장, 소장에 자극이 있을 때 장운동이 '지나치게' 빨라진다는 것을 밝혀냈습니다. 주로 심리적 스트레스, 음식물, 담즙과 같은 것들이 자극의 원인이 된다고 하네요. 많은 과민대장증후군 환자들이 식후에 증상을 호소하고 기름진 음식을 먹으면 더 악화된다고 이야기하는데 이러한 과민성이 원인이 된다고 볼 수 있습니다. 담즙은 우리가 먹은 지방, 기름에 반응해서 나오게 되기 때문이죠. K씨가 보이는 증상 중 음식과 관련한 증상은 이런 이유로 나타나는 것이죠.

병원에서 주는 약은 대부분 이런 장의 운동을 직접적으로 억제하거나 증진시키는 약입니다. 위-대장의 반사 운동을 낮춰주는 약도 있고 그냥 장을 잠시 멈추게 하는 약도 있습니다. 변비 환자의 경우 장이 마구 움직이게끔 도와주는 약을 쓰기도 하죠. 하지만 원인에 대한 치료는 못 하고 있으니 약을 먹는 동안에만 효과를 보고, 약을 끊으면 바로 원래대로 되돌아가는 것이 단점입니다.

이런 장관의 운동 기능에 대한 이야기는 한의학에 나오지 않습니다. 내시경을 한 것도 아니고 애초에 그런 쪽엔 관심이 없는 학문이니 당연한 이야기겠죠. 하지만 몸 전체의 컨디션, 증상과 연관을 지어봤을 때 장관의 움직임과 관련 있어 보이는 상황에 대한 이야기가 많이 나옵니다. 대표적인 부분이 '한(寒)'과 '비허(脾虛)'입니다.

한의사들이 자주 말하는 '배가 차다', '아랫배가 차서 그렇다'는 이야기를 들어보셨나요? 한증(寒證)을 의미하는 이야기입니다. 한(寒)은 열(熱)에 반대되는 개념입니다. 실제로 장이 차가워지는 것을 말하지는 않고, 병의 양상이 차가운 것과 비슷하게 나타나기 때문에 이렇게 이름 붙여졌습니다. 한증으로 인한 주된 증상은 설사, 은은한 복통, 추위를 많이 타는 것, 배가 차면 증상이 심해지는 것, 찬 음식을 먹으면 복통이나 설사가 나는 경우, 수족냉증 등이 있습니다. 일관되게 찬 것과 관련 있는 증상들이죠.

한증은 여러 원인으로 생길 수 있습니다. 지나치게 추운 곳에서 생활하거나, 한증을 유발하는 감염성 질환에 걸렸거나, 장기간의 정서적 문제로 기운을 소진하는 등 다양한 상황에서 생길 수 있죠. 기본적으로 소화기관의 기능이 떨어지고 약해진 상황에서 잘 생기기 때문에 대부분의 한증은 뒤에 설명할 비허증과 유사하게 나타납니다.

현대에 한증은 소화기에 공급되는 혈류 저하로 설명합니다. 추울 때 피부가 움츠러들고 체표면의 혈액 공급이 줄어들어 추위에 대응하듯이, 소화기에 혈액 공급이 줄어들며 나타나는 증상이라는 것이죠. 혈액 공급이 원활하지 못하면 소화기의 운동 기능과 흡수 능력이 저하되고, 이는 복통과 설사, 변비를 유발하게 됩니다.

이런 한증은 과민대장증후군 환자 중 많은 사람에게서 찾아볼 수 있습니다. 찬 음식 먹으면 설사가 심해진다는 환자들이 위주가 되죠. 사실 과민대장증후군의 주요 증상에는 배가 찬 것이나 찬 음식과 증상의 관계가 나오진 않습니다. 하지만 부수적인 증상으로만 생각하기에는 많은 환자들이 갖고 있는 증상이며 이런 부분은 한의학적인 치료를 통해 어렵지 않게 해결할 수 있기 때문에 알고 계셔야 합니다.

한증과 비슷한 증상을 보이지만 전혀 다른 질환인 비허(脾虛)증이라는 것도 있습니다. 말 그대로 비장(脾臟)이 약하다는 의미로, 췌장을 중심으로 한 소화기 전체의 기능 저하를 말합니다. 한의학에서는 모든 소화기계의 운동, 각각의 소화기관이 분비하는 소화액, 소화된 음식의 흡수활동 및 대소변의 배설까지 모두 비장(췌장)이 관여한다고 보았습니다. 즉, 음식을 먹고 흡수시키는 모든 활동을 모아 비장이라 부른 것이죠. 이러한 비장의 기능이 떨어지면서 할 일을 제대로 못 하는 상황을 비허증이라고 부릅니다. 쉽게 바꿔 말하면 그냥 소화기 기능 저하인 것이죠.

여기서 허(虛)란, 모자란다는 의미로 사용됩니다. 소화기가 주로 기운이 없고 힘이 모자라는 방향으로 병이 들기 때문에 '허'라는 글자를 붙이게 되죠. 그래서 비허는 원인 불문하고 소화기관의 활동성이 떨어지고 소화액의 분비가 저하되는 상황을 의미합니다. 어떤 증상인지 잘 감이 안 오실 테니 예를 들어보겠습니다. 몇 년 전에 진료한 고등학생 L 군입니다. 중학교 들어간 지 얼마 안 돼서부터 배가 자주 아프고 식후에 설사를 했다고 합니다. 조금 과식하거나 시험 기간이 되면 증상이 더 심해져서 시험 기간에 들어가기 전 미리 병원에서 지사제를 받아둔다고 하네요. 좋은 습관입니다. 지사제도 도움되지만 심리적으로 불안감을 많이 줄여줘서 실제 증상이 덜 나타날 수도 있기 때문이죠. 문제는 속이 이러니 많이 먹지도 못하고 자꾸 설사해서 그런지 체력도 떨어지고 지친다고 합니다. 몸도 무겁고, 공부해야 하는데 잠이 자꾸 오고요. 이런 경우 비허증으로 판단하는 경우가 많습니다. 증상을 좀 더 살펴볼게요.

비허증은 소화기계의 기운이 모자라는 병이지만 증상은 전신에 걸쳐 다양하게 나타납니다. 이는 비장이 소화시키는 것뿐만 아니라 영양의 흡수와 분배를 함께 한다고 봤기 때문에 다양한 신체 부위의 문제를 비허증이라는 하나의 이름 아래 묶어둔 것이죠. 따라서 증상이 사람에 따라 제각각 중구난방이지만 일관된 공통점이 있습니다. 기운 없고 축 처지는 느낌의 증상들이란 것이죠. 식곤증, 전신 무력감은 당연히 그런 것이고 수족냉증과 쥐 나는 것도 팔다리의 영양분배가 실패한 것으로 볼 수 있죠. 몸이 붓는 것도 수분조절의 문제가 생긴 것이긴 하지만, 역시나 환자가 느끼기에는 몸이 찌뿌둥하고 무거운 느낌이 들 수밖에 없습니다.

소화기계에서도 마찬가지 현상으로 설명합니다. 마치 몸이 무겁고 힘이 없는 것처럼 소화기계의 운동 능력이 저하되고 소화액 분비도 떨어지게 됩니다. 그러면 자연스레 대장에서는 변비가 오고 소장에서는 흡수 능력 저하가 오며 위에서는 소화불량이 오게 됩니다. 이런 현상으로 입맛이 떨어지고 음식을 잘 못 먹게 되죠. 흡수 능력도 저하된 상황에서 음식까지 적게 먹으니 체중이 빠지는 경우도 많습니다.

변비뿐만 아니라 설사도 생길 수 있습니다. 저하된 소화능력에도 불구하고 우리 몸이 필요로 하는 음식량은 그대로이기 때문에 음식을 평소와 같이 먹다 보면 소화기가 감당하지 못하고 설사로 내보내게 되는 것이죠. 과식해서 배탈이 나고 설사하는 것과 유사하다고 생각하면 됩니다. 혹은 음식을 저하된 소화기 수준에 맞춰 먹더라도 설사하는 경우도 간간히 있는데, 한의학에서는 대장의 기운이 많이 떨어져 수분 흡수력이 저하되고 대변을 덩어리로 만들지 못해 발생한다고 설명합니다.

그럼 이러한 비허증은 왜 생길까요? 주로 지나친 기운 소모를 원인으로 꼽습니다. 과로나 오랜 기간 고민이나 정서적 스트레스를 받은 상황, 여름이나 환절기에 건강 관리를 못 해 체력 소모가 커진 상황, 다른 위중한 병을 앓고 난 후 몸이 허약해진 상황 등 다양한 상황에서 기운이 모자란다면 비허증이 생길 수 있습니다.

과민대장증후군과 비허증은 많은 연관이 있습니다. 과민대장증후군의 원인 중 하나인 위와 대장의 운동의 이상이 여기 해당하기 때문이죠. 설사나 변비의 증상도 유사하고 비허증 특유의 무력감이나 권태감은 과민대장증후군의 우울증 경향을 잘 설명해줄 수 있습니다. 다만 비허증은 복통 증상이 없거나 있어도 은은한 편이며 변비와 설사가 교대로 나타나지도 않고 긴장이나 스트레스로 증상이 심해지지도 않습니다. 따라서 일부 과민대장증후군 환자가 여기 해당하긴 하지만 전체 환자와 동일 시 할 수는 없습니다.

비허증은 위급한 증상이 없고 일상에 큰 지장을 주는 것도 아니지만 저절로 좋아지는 병은 아닙니다. 기본적으로 기운이 없어 발생한 질환인데 음식을 잘 못 먹고, 간혹 설사까지 하니 더욱 힘이 없는 악순환에 빠지게 되는 병이라 그렇습니다. 다행인 점은 적극적으로 치료를 하면 잘 낫는 질환이라는 것이죠.

이런 한증과 비허증은 과민대장증후군뿐만 아니라 많은 소화기 질환을 설명하는 데 활용됩니다. 이런 특징적인 증상들이 있으면서 검사상 아무 소견이 없을 때만 과민대장증후군으로 불리는 것뿐이죠. 이렇게 다양한 용도로 활용되는 질환명이기 때문에 정말 많은 연구가 이루어졌고, 여러분의 과민대장증후군이 여기 해당되는 경우 한의학적 치료로 크게 효과 볼 수 있습니다.

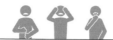

내가 과민한 것이 아니라 장이 과민한 것이다

앞선 이야기대로 대장의 운동 이상과 과민대장증후군에 관한 연구들이 많이 이루어졌으나 생각보다 얻은 소득이 별로 없었습니다. 그래서 대장, 소장에 자극이 있을 때 장운동이 지나치게 빨라진다는 점 자체에 주목하기 시작했죠. 장이 지나치게 예민해서 약간의 담즙이나 음식물, 기타 자극에 과도하게 행동하는 것 아닌가 하는 것이죠.

대장의 예민함을 연구하자 제법 많은 소득을 얻게 되었습니다. 주요 증상인 복부의 불쾌감이나 통증, 잔변감이 왜 생기는지 알게 된 것이죠. 물론 과민대장증후군이 여러 가지 질환을 함께 부르는 말이기 때문에 모든 환자에게 적용 가능한 이야기는 아니지만 그래도 절반 정도의 환자는 이해할 수 있었답니다. 덕분에 많은 치료 방법이 개발되었고요.

대장의 예민함을 확인하기 위한 실험은 생각보다 단순한 방법으로 진행했습니다. 장 속에 풍선을 넣고 부풀려 보는 것이죠. 그러면 우리 대장은 음식물이 꽉 차거나 가스가 찬 것같이 착각을 하겠죠. 직장(곧은창자), 대장의 아래쪽, 위쪽 다양한 부위에서도 해보고 풍선을 조금만 부풀려 보기도 하고 많이 부풀리기도 해봤습니다. 이러한 실험의 목적은 장이 조금만 팽팽해져도 통증을 느끼고 불쾌감을 느끼는지 알아보는 것이었습니다. 쥐나 토끼에게 실험을 하면 좋겠지만, 동물들을 사람과 유사한 형태의 과민대장증후군으로 만드는 것도 어렵고 쥐나 토끼에게 말로 불쾌한지 물어볼 수도 없으니 많은 연구가 사람을 대상으로 이루어졌습니다. 덕분에 보다 신뢰가 가는 연구 결과들이 나오게 되었죠.

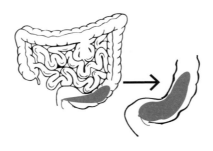

실험을 해보니 과민대장증후군 환자는 정상인에 비해 대장이 예민한 것이 사실로 밝혀졌습니다. 정상인보다 풍선을 조금만 부풀렸음에도 통증을 느끼기 시작했죠. 연구를 좀 더 진행하다 보니 심지어는 대장이 스스로 움직이는 것에도 예민하게 반응하여 통증을 느낄 수 있다는 것을 알아냈습니다. 그 움직임이 비정상적인 것도 아니고 지극히 정상적인 운동이었음에도 말이죠. 이러한 예민함은 좌측 대장(하행 결장)에서 특히 더 심하게 나타난다고 합니다.

여기에 더해 통증의 강도도 정상인에 비해 훨씬 강하게 나타났습니다. 대장에는 통증을 느끼는 신경이 직접 연결되지 않아서 대장의 통증은 그 부분이 직접 아픈 것이 아니라 인근 배가 아픈 것처럼 느끼게 됩니다. 이를 연관통이라고 부르죠. 우리가 속이 안 좋고 배가 아픈 통증은 모두 이런 연관통의 형태로 나타나게 됩니다. 과민대장증후군 환자는 이러한 연관통을 훨씬 강한 강도로 느끼고 더 넓은 범위가 아픈 것처럼 느낀다고 합니다. 간혹 실제 아픈 부위(풍선을 넣은 부위)와 별로 관련 없는 위치까지 통증이 뻗어 나가기도 했다는군요.

아직 이러한 과민한 상태의 원인은 찾지 못했다고 합니다. 여러 가지 가설은 있는데, 주로 대장에 존재하는 감각을 느끼는 신경세포들에 문제가 생겨서 그런 것과 척수에 존재하는 신경세포들이 과도하게 반응해서 그렇다는 것, 뇌와 같은 중추 신경에서 내장의 감각을 조절하는 기능이 떨어져서 그렇다는 것 등입니다. 문제는 대장에서 뇌에 이르는 모든 경로가 전부 가설에 올라와 있다는 점이고, 이는 아직 아무것도 모른다는 것을 의미합니다. '철수 어딨니?' '지구 상에 있습니다.' 이런 상황이죠. 모든 가능성을 다 짚어야 한다는 것은 아무것도 배제시키지 못했다는 것입니다.

과민대장증후군 환자 유형에 따라 차이를 보이는 점도 있었습니다. 바로 수용성 적응도 문제입니다. 수용성 적응도는 이름이 어렵지만 간단한 내용입니다. 대장은 부드럽고 쭈글쭈글한 모양으로 좁은 뱃속에서 자리 잡고 있습니다. 어느 정도 단단한 대변이 이곳을 지나려면 변이 지나갈 수 있게 대장 모양을 살살 바꿔줘야 하죠. 물론 안 그래도 지날 수는 있지만 대장에 압력이 많이 걸리게 되고 배가 아프게 되죠. 이러한 수용성 적응도는 설사형 환자에게서 많이 떨어진다고 합니다. 대장이 유연하게 움직여주지 못한다는 의미죠. 그러면 아무래도 장에 실질적으로 느껴지는 자극이 더 커질 것이고 안 그래도 예민한 대장이 통증을 더 크게 느낄 것입니다. 참지 못한 대장은 결국 설사로 변을 배출해버리게 되죠.

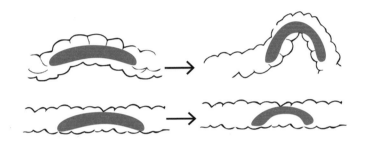

대장의 예민함과 수용성 적응도에 대한 연구는 과민대장증후군 환자의 대표적 증상 중 하나인 복부 불쾌감과 가스 찬 느낌을 설명해줍니다. 음식이 조금만 있어도 꽉 찬 것처럼 느껴지니 원인 모를 불쾌감이 지속적으로 느껴지는 것이고 장이 부풀어 있는 것처럼 느껴지는 것이죠. 적은 양의 음식이 있더라도 수용성 적응도가 떨어지는 상황이라면 마찬가지 원리로 불쾌감을 유발할 수 있는 것이고요.

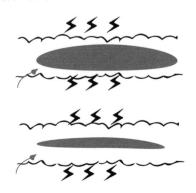

위의 실험에서 이번엔 풍선을 부풀려 배가 아팠을 때 다시 풍선을 줄여 봤습니다. 통증의 원인이 사라졌으니 짧은 시간 내에 통증도 나아야 정상일 텐데 과민대장증후군 환자들은 통증에서 회복하는데 많은 시간이 걸렸다고 하네요. 물론 풍선이 있을 때처럼 아프지는 않았지만요. 이는 주요 증상 중 하나인 잔변감을 잘 설명해줍니다. 통증을 일으키던 변을 다 배출해도 장에 불편함이 남아있고, 이 느낌은 아직 대변이 남아있는 것으로 착각하게 만듭니다. 그래서 배변 후에도 계속 화장실에 앉아있게 되는 것이죠.

이렇게 대장의 과민성에 대한 연구로 과민대장증후군의 많은 증상이 왜 일어나는지 설명할 수 있게 되었습니다. 다만 이러한 현상이 모든 환자에게서 나타나는 것은 아니고 전체 환자 중 절반 정도에서만 보인다고 합니다. 좀 더 연구가 필요하겠지만 아직까지는 유력한 후보 중 하나일 뿐 주요 요인이라 말하기엔 이르다고 할 수 있겠습니다. 이보다 더 중요한 '왜 대장이 예민해졌을까'하는 부분은 손도 못 댄 상황이기도 하고요.

대장의 과민성을 줄여주는 약은 많이 개발되고 있으나 아직 뚜렷하게 우위를 점한 약은 나오지 않았습니다. 이런 약은 항우울제 같은 정서에 영향을 주는 약이기 때문에 부작용이 상당한 편이거나 환자들이 복용을 꺼리게 됩니다. 자세한 기전이나 효과가 궁금하시다면 4장에 좀 더 자세히 설명해 두었으니 찾아보시길 권합니다.

오래전 성공적으로 치료했던 환자 중 한 분이 이런 경우가 있었습니다.

설사형 환자였는데 호소하는 증상이 특이했었죠. 음식이 소화되어도 배에 뭔가 남아있는 것 같이 느껴지고 가끔 배에서 물 흐르는 소리가 난다는 것이었습니다. 배가 아프진 않았지만 어딘가 모르게 불편하긴 했고요. 증상을 봐선 위염에 가까웠는데 내시경을 봐보니 아무것도 나오지 않았다고 합니다. 평소에 외식을 많이 하고 공부하느라 바빠서 식사를 제시간에 못하고 야식을 많이 먹는다고 했습니다. 그래서 그런지 체중이 많이 빠져서 고생하고 있었고요.

한의학에서는 음식을 먹은 것이 오래되어도 소화되지 않고 배속에 머물며 병을 일으키는 것을 식적(食積)이라 부릅니다. 실제로 위장관 운동능력이 떨어져 음식이 천천히 소화되는 경우도 있지만, 대부분은 위장관에 염증이나 다른 문제가 생겨 마치 음식이 남아있는 것 같은 느낌이 들기 때문에 붙여진 설명입니다.

식적의 증상은 주로 더부룩함, 트름, 방귀 등 배에 가스가 차는 것입니다. 여기에 신물이 넘어온다거나 가슴이 막힌 듯이 답답한 느낌, 복통, 식욕저하 등이 동반될 수 있죠. 심해지면 설사를 하거나 구토를 하기도 합니다. 실제 배에 음식이 있는 것처럼 배가 단단하게 부르며 눌러보면 아프기도 하고요.

식적은 대부분 음식을 너무 많이 먹거나 폭식, 야식 등 잘못된 식습관에 의해 생기는 질환입니다. 잘못된 식사 습관으로 소화기에 지나친 부담을 주고 소화 능력이 떨어지면서 미처 다 소화시키지 못하는 음식들이 생기게 되는 것입니다. 그렇다면 앞서 설명한 비허증과 식적은 비슷한 이야기인 것 아닌가 하는 생각이 들 수 있습니다. 비허증과 식적은 공통적으로 소화기의 기능이 떨어지며 소화가 잘 안 되고 식곤증이 옵니다. 변비나 설사 같은 증상을 보이기도 하며 입맛도 없어지고 먹는 것을 피하게 되죠.

이 두 가지 질환을 구분하는 핵심은 배에 무언가 남아있는 느낌입니다. 식적은 직접적으로 느끼기에 배에 음식이 가득 찬 것처럼 생각되거나 작은 덩어리 같은 것이 있다고 생각될 수 있습니다. 이런 것들은 실제 배에 음식이 있어서 그런 경우보다는 염증이나 궤양이 있어 불편감을 주기 때문에 착각으로 오는 감각일 경우가 많습니다. 아니면 조금 전 이야기한 수용성에 문제가 있던가요. 환자가 느끼는 감각 외에도, 신물이 올라온다거나 냄새가 심한 방귀나 변을 보는 것도 같은 맥락에서 식적으로 판단합니다. 배에 덜 소화된 음식이 부패하고 있어 냄새가 심하고 그 덜 소화된 것들이 소화액과 함께 입 쪽으로 자꾸 넘어온다고 보는 것이죠. 위의 환자에게도 물어보니 방귀 냄새가 안 좋은 편이라고 이야기하더군요. 그래서 식적으로 보고 몇 가지 질문을 더 했습니다. 배에 가스가 차서 벨트를 끌러야 하는지, 폭식하지 않는지 등을요. 안타깝게도 이 환자는 체중이 조금씩 줄어드는 것이 두려워 일부러 과식을 하고 있었습니다. 다행히도 식습관을 교정하고 치료를 한 지 한 달 만에 설사가 완전히 멎었고, 그 후로 몇 년간 재발 없이 일상생활을 잘했다고 합니다. 이렇게 치료가 빨리 잘되는 사람은 드문데, 적합한 치료로 큰 효과를 본 것이죠.

현대 질병에서는 위식도역류 장애, 만성 소화불량, 과민대장증후군, 만성 위염, 위궤양, 십이지장 궤양, 난치성 만성 대장 염증 질환들이 식적과 관련 있다고 보고 있습니다. 식적에서 보이는 증상들이 앞서 나열한 질환들의 증상과 겹치는 부분이 많고 병이 생기는 원인이나 생활 습관들이 이러한 질환들과 연관이 많기 때문이죠. 신물이 넘어오는 것은 대표적인 위식도역류 장애의 증상이고 식적으로 인한 만성 설사나 변비는 과민대장증후군과 유사합니다. 식적으로 설사하는 경우 음식 먹은 후에 복통을 수반하며 설사하는 상황이 많은데, 이는 많은 수의 설사형 과민대장증후군 증상과 비슷한 양상을 보이죠.

식적은 소화기 증상뿐만 아니라 온몸에 영향을 미칩니다. 두통이 생기거나 허리가 뻐근하게 아프기도 하며 몸이 무겁고 찌뿌둥해지기도 하죠. 동의보감에서는 이 때문에 식적으로 많은 병이 올 수 있다고 보고 식적을 다양한 병의 원인으로 설명했습니다. 현대에서는 비슷한 현상으로 장누수증후군을 이야기하고 있습니다. 방귀나 대변의 냄새가 많이 안 좋으면서 전신 건강에 영향을 주는 몸 상태를 이야기하죠.

옛날 한의학에서는 식적으로 인한 질환을 이 이상 자세하게 설명하지 않았습니다. 예전에는 이렇게까지 많은 사람들이 폭식하거나 과식할 일이 별로 없었기 때문이죠. 현대에 와서야 식적으로 인한 환자들이 많이 생기게 되었고, 다방면에서 연구가 활발히 진행되고 있습니다.

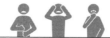

그냥 신경 써서 그런 거라고? 반만 맞는 이야기

환자가 미성년자일 경우 부모님과 같이 내원하는 경우가 더러 있습니다. 그러다 보니 재미난 이야기가 오가는 경우를 볼 수 있습니다.

환자 : … 그래서 과민대장증후군으로 진단받고 왔어요.
의사 : 네, 증상은… 이렇고… 그래서 성격은 좀 예민한 편이신가요?
환자 : 아뇨, 까다롭지 않고 다 잘 먹고 잠도 잘 자요.
엄마 : 어머, 얘는 까다롭지 않긴…. '과민성'인데 신경 써서 오는 거면서.
환자 : 아, 엄마 아니라니까!
엄마 : 애 겉으론 아닌 거 같아 보여도 무척 예민해요.
의사 : 아, 네….

진료를 봐도 저 환자가 예민한지 아닌지 알 수는 없습니다. 그런데 왜 엄마와 환자 사이에서 의견이 달라질까요? 대부분은 '과민'이란 단어를 사람이 과민한 거라고 오해해서 그렇습니다. 과민대장증후군 환자들이 가장 많이 받는 오해죠. '네가 너무 예민해서 그래.', '마음을 좀 편히 먹어봐.' 같은 것들요. 예전에는 위나 장의 운동을 뇌에서 직접 조절한다고 생각했습니다.

비록 우리가 위나 장을 의식적으로 조절할 수는 없지만, 명령을 내리는 부위는 뇌의 어딘가라고 생각했던 것이죠. 그러나 위와 장에 존재하는 신경세포들이 중추신경계와 직접 연결되지 않았다는 것이 밝혀지면서 이런 생각은 바뀌게 되었습니다. 위장관의 운동은 뇌의 명령으로 조절되는 것이 아니라 일종의 반사작용이며 우리가 의식하는 세계와는 다른 독립된 신경계로 인정받은 것이죠.

이런 위와 장에 존재하는 신경계는 위장관의 운동만 조절하는 것이 아니라 위와 장의 점막, 근육, 혈관, 감각, 면역계에 걸쳐 폭넓게 자기 영역을 관리하고 있습니다. 즉, 소화기의 많은 기능에 대해 스스로 판단하고 행동하는 다른 인격체인 것이죠. 그래서 최근 들어 위나 장을 '또 하나의 뇌'라고 부르는 일이 많아졌습니다.

물론 이런 위와 장에 존재하는 내장 신경계가 뇌와 아무런 관련이 없는 것은 아닙니다. 독립된 체계를 갖고 있긴 하지만 통증이나 문제가 생기면 뇌에 알려주고, 신체에 변화가 일어나면 뇌가 내장 신경계에 명령을 내리기도 하죠. 재미난 점은 생각보다 뇌가 내장 신경계에 명령을 자주 내린다는 것입니다. 단순히 맛있는 음식을 보거나 다른 사람이 음식 먹는 것을 보기만 해도 내장 신경계에게 움직이라고 하기도 하고, 음식 맛만 보아도 빨리 일하라고 시킨다는 것이죠. 또 음식과 전혀 상관없는 상황에서도 명령을 내리기도 합니다. 스트레스를 받거나 정서적으로 안정되지 못하면 위와 장의 운동을 제한하기도 하고 증진시키기도 합니다.

반대로 위와 장도 단순히 감각을 전달하는 것 이상으로 뇌에 영향을 줍니다. 위장 내에 무언가 마음에 들지 않는 음식물이 들어왔거나 위장에 병이 온 경우 통증만 전달하는 것이 아니라 뇌에 보다 강한 영향을 미쳐 사람의 감정이나 행동에 장기적인 영향을 미치기도 합니다.

이렇게 뇌와 내장 신경계는 상호 중요한 역할을 하고 있다는 점이 알려지기 전에도 우리는 경험적으로 과민대장증후군은 스트레스에 의해 증상이 악화될 수 있다는 것을 알고 있었습니다. 핵심 진단 지표는 아니지만 대부분의 환자들이 스트레스가 심한 시기에 증상이 악화된다고 호소하죠. 대부분 내장 신경계와 두뇌의 연결이 그 원인이라고 생각했고 연구 방식도 스트레스를 받았을 때 뇌에서 어떤 신호가 나와 대장 운동의 이상을 일으키는지 알아내는 쪽에 치우쳤습니다. 물론 이런 연구에서 많은 소득이 있었고 스트레스가 대장 운동에 안 좋은 영향을 준다는 것도 어느 정도 입증되었습니다.

최근에는 여기에 더해 내장 신경계가 장 내의 면역계까지 영향을 준다는 것에 착안하여 새로운 연구를 시작했습니다. 기본적으로 장 내에 해로운 물질이 있다면 면역계는 이를 파악하여 내장 신경계에 상황을 전달합니다. 보고를 받은 내장 신경계는 이러한 물질을 몸 밖으로 내보내기 위해 복통과 긴박한 배변 신호를 보내고 설사를 유발하게 되죠. 유해 물질에 대비한 대장의 방어 전략 중 하나입니다. 그러면 이러한 방어 전략과 스트레스는 어떤 연관이 있을까요? 면역 세포 중 하나인 비만세포와 관련 있습니다.

위의 대장 내 해로운 물질을 배출하게끔 하는 신호를 보내주는 면역 세포 중 하나는 비만세포입니다. 이 비만세포는 해로운 물질이 나타나면 주변 면역세포를 불러모아 염증을 일으켜 이런 것들을 제거하는 것이 주된 역할입니다. 그러다 내장 신경계가 생각하기에 해로운 물질이 너무 많다고 판단되면(주로 비만세포와 다른 면역 세포들의 활동량으로 판단한다고 합니다) 설사를 일으켜 내보내는 것이죠. 문제는 비만세포는 해로운 물질에만 반응하여 나타나는 것이 아니라 스트레스에도 반응한다는 점입니다. 우리가 스트레스를 많이 받으면 뇌에서 무언가 신호가 내려와 비만세포가 활성화된다고 하네요. 이게 정상적인 기전인지 과한 스트레스로 인한 오작동인지는 정확히 알 수 없지만, 이런 방식으로 비만세포가 활성화되면 이를 지켜보던 내장 신경계는 대장 내에 해로운 것들이 많다고 판단하여 복통과 설사를 일으킨다는 것이지요. 이러한 방식이 현재까지 알려진 스트레스가 과민대장증후군을 유발하는 여러 가지 방법 중 가장 확실한 방식입니다.

이번에는 혼합형 환자의 이야기를 들어보겠습니다. 20대 초반의 젊은 여성분이셨는데요, 어깨가 아파서 진료받다가 과민대장증후군 치료로 같이 받으시던 분 이야기입니다. 평소에 스트레스를 많이 받고 긴장을 잘해서 어깨가 잘 뭉치고, 가끔 두통도 있어서 저희 한의원에 찾아와 치료를 받던 중, 어깨와 두통이 해결되자 다른 질환도 고치고 싶다는 이야기를 해주셨습니다. 바로 과민대장증후군이죠. 속이 답답하고 가스가 잘 차는 편이며 어쩌다 한 번씩 설사를 한다고 했습니다. 특히 신경 쓰는 일이 있을 때 증상이 심해진다 그랬고요. 음식과 증상 사이의 연관은 별로 없는 환자였습니다.

자세히 물어보니 평소에 변비도 자주 생기는 편이라고 하네요. 즉, 평소에 변비가 있지만 안 좋은 시기에 설사를 하기도 하는 증상이 왔다 갔다 하는 전형적인 혼합형 환자입니다. 이런 유형의 환자들은 한의학 치료로 호전되는 경우가 많습니다.

한의학에서는 감정을 칠정(七情)이라 표현합니다. 인간이 갖는 희(喜), 노(怒), 우(憂), 사(思), 비(悲), 경(驚), 공(恐)의 일곱 가지 감정을 의미하죠. 한의학에서는 건강에 미치는 음식이나 생활 습관, 유전적 영향도 중시하긴 하지만, 이런 감정이나 스트레스를 병이 생기는 가장 우선적인 요인으로 꼽습니다.

칠정은 직접적으로 장기에 영향을 미쳐 병을 일으킵니다. 각각의 감정이 병을 유발하는 장기가 따로 있다고 생각하고 이에 맞춰 치료합니다. 과민대장증후군과 연관 있는 감정은 주로 노(화남), 우(우울), 사(고민), 비(슬픔) 입니다. 과민대장증후군 자체가 워낙 다양하고 복잡한 질환과 연관되다 보니 여기서도 많은 것과 관련 있네요.

노(怒)는 분노하는 감정을 의미하며 자주 분노하거나 심하게 화를 내면 간을 손상시킨다고 합니다. 반대로 간에 문제가 있으면 작은 일에도 쉽게 화가 난다 그러고요. 물론 여기서 간은 한의학적 의미의 간입니다. 간은 해부학적으로 대장과 직접 연관되어 있기도 하지만 한의학에서는 특히나 이 두 장기간의 연관을 중요하게 설명합니다. 간이 대장을 비롯한 소화기 전체의 움직임을 조절하고 대장의 활동이 간 기능에 영향을 준다고 보기 때문이죠. 이는 서양의학에서도 비슷하게 설명합니다. 간에서 담즙을 만들고, 담낭을 통해 배출된 담즙은 소장과 대장의 운동을 촉진시키는 역할을 하기 때문이죠. 대장 내 세균총에 따라 장에서 간으로 흡수되는 독소의 양이 결정되어 대장 기능이 간에 부담이 될지, 도움이 될지 결정되기도 합니다.

분노하는 감정으로 간 기능의 손상이 오면 복통을 중심으로 설사나 변비가 올 수 있다고 표현하는 문헌이 많습니다. 주로 위장 기능의 문제로 많이 보이지만 대장의 문제도 언급되고 있습니다. 화병의 증상 중에도 대변 이상이 있고요.

우(憂)는 우울한 감정을 의미합니다. 우울한 감정이 지나치거나 오래되면 기(氣)를 손상할 수 있다고 합니다. 반대로 기가 약해지면 우울한 마음이 생길 수 있다고 합니다. 이런 우울한 감정과 설사, 변비의 연결고리는 많지 않습니다. 기의 손상이 직접적으로 대변 이상이나 복통을 유발하지는 않기 때문이죠. 다만 오랫동안 이 상황이 지속된다면 위와 장의 기능이 많이 떨어지기 때문에 다양한 증상의 소화기 문제가 나타날 수 있습니다. 또 과민대장증후군은 우울증과 많은 연관을 보이는 질환이기 때문에 좀 더 생각해볼 가치가 있는 문제입니다.

비(悲)는 슬퍼하는 감정을 의미합니다. 방금 설명한 우울한 감정과 마찬가지로 기를 약하게 만들어 병을 일으킵니다. 두 감정은 유사한 면이 많고 병을 일으키는 과정도 비슷하기 때문에 같은 범주에 두고 치료를 하게 됩니다. 재미난 점은 일부 한의학 서적에서는 대장의 기운이 약해지면 슬퍼하거나 우울한 감정이 들 수 있다고 이야기한다는 것입니다. 통계적으로 과민대장증후군 환자들이 우울증이 잘 생길 수 있다는 것 기억하시나요? 이런 연관성이 있을 때 한의학적 치료가 도움될 수 있습니다.

사(思)는 근심하는 것을 말합니다. 생각이 많고 앞날을 걱정하는 것을 의미하죠. 사(思)는 기가 약해지면서 마음이 약해져 자꾸만 하지 않아도 될 걱정하는 것을 주로 이야기하지만, 반대로 진짜 걱정할 일이 많고 해결하기 위해 궁리하다 보니 이로 인해 몸이 약해지는 것도 이야기합니다. 주로 수험생들에게 많이 보이는 경우죠. 한의학에서는 사의 감정이 지나치면 비장(脾臟)(앞에서 설명한 한의학적 범주의 비장입니다)과 소화기관의 기능이 떨어지면서 은은한 복통이나 복부 불쾌감, 설사 등을 유발할 수 있다고 합니다. 평소 스트레스를 많이 받아서 생긴 전형적인 과민대장증후군을 이야기하고 있습니다. 실제로 현대에도 과민대장증후군을 치료할 때 이러한 비장의 기능을 살리는 치료를 활용하는 경우가 많습니다.

한의학에서는 이처럼 다양한 감정이 우리 몸의 병을 만든다고 보고 있습니다. 반대로 특정 장기에 병이 들면 감정의 이상이 올 수도 있다고 보죠. 과민대장증후군을 유발하는 주요 원인이 스트레스이고 이로 인해 우울증이나 공황장애를 함께 가질 수 있다는 측면에서 보면 이런 관점이 병의 치료에 도움이 될 것은 당연해 보입니다.

위의 환자는 현대 의학적으로 이야기하자면, 우리 머리가 받는 스트레스를 내장 신경계에 전파하여 장의 과민함을 높이고 장 내 면역계의 교란이 일어나 설사를 일으킨다고 볼 수 있습니다. 한의학적으로 이야기하자면 칠정이 문제가 되어 기체(氣滯)증이 되어 장의 운동 기능이 나빠졌다고 할 수 있고요.

기(氣)라는 이야기가 나왔습니다. 장풍을 쏘고 도인이 날아다니는 것이 먼저 떠오르는 단어지만 한의학에서 기는 에너지, 운동을 의미합니다. 장풍을 쏘거나 기공으로 치료하는 기와는 같은 글자지만 다른 것을 의미하죠. 기체증은 이러한 기가 마음대로 돌아다니지 못하고 정체 현상을 보인다는 의미입니다. 평소에 쓰는 '기가 막힌다'라는 표현이 마찬가지 의미를 갖고 있죠. 기체는 답답함, 소화가 안 되는 느낌, 억울한 기분이 드는 상황과 유사하다고 생각하시면 됩니다.

기체증은 칠정으로 인해 발생하는 질환입니다. 주로 두통, 어지러움, 가슴 답답함, 우울이나 분노 같은 감정 이상 등을 호소하게 됩니다. 이런 부분만 본다면 과민대장증후군과 큰 연관이 없어 보이지만, 사실 과민대장증후군과 가장 비슷한 질환이 기체증입니다. 이러한 기체증이 대장이나 소장에서 문제를 일으키면 만성적인 설사, 변비, 복통을 유발하며 더부룩함이나 불쾌감이 지속적으로 나타나기 때문이죠. 기체증의 원인이 정서나 스트레스기 때문에 이런 증상들도 정서적 요인으로 악화되고, 이런 상황이 과민대장증후군의 주증상과 거의 일치합니다.

앞서 설명한 다른 한의학적 질환들은 변비나 설사 한쪽만 설명이 가능했지만, 기체증의 경우 변비나 설사를 모두 유발할 수 있으며 심지어 이 두 가지가 교대로 나타나는 경우도 함께 설명 가능합니다. 과민대장증후군의 원인 중 대장의 경련성 운동 기억하시나요? 한의학의 기체증도 대변의 이상을 거의 같은 방식으로 설명하고 있습니다. 따라서 전형적인 과민대장증후군의 한의학적 치료는 이러한 기체증을 치료하는 처방들이 주로 활용됩니다. 다른 환자들이 그러하듯, 이 환자도 기체증을 치료하는 처방을 활용하여 어렵지 않게 치료할 수 있었습니다.

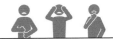

세균성 장염도 원인 중 하나!

분명 과민대장증후군의 정의에서 염증이 없어야 진단 내릴 수 있다고 했습니다. 그런데 왜 원인으로 염증이 나왔을까요? 위나 장에 직접적인 염증이 생겨 증상을 발현하는 것이 아닌 상황을 이야기하기 때문에 그렇습니다. 흔히 음식을 잘 못 먹고 식중독에 걸린 거나 오랜 기간 생활 습관이나 식습관이 잘못되어 만성적으로 장염을 앓고 계신 분들, 아니면 원인은 모르는 장염에서 심해지면 궤양성 대장염, 크론병까지 다양한 종류의 질환에서 장에 염증이 문제가 됩니다. 이러한 질환들은 내시경으로 보면 실제 염증이 보이고 염증의 상태에 따라 설사, 복통 등의 증상이 나타나기 때문에 염증이 질환의 주요 원인이 되죠. 과민대장증후군도 증상이 유사하기 때문에 어딘가 염증과의 관계가 있지 않을까 하는 측면에서 많이 연구되었습니다. 하지만 직접적으로 장에 염증이 생기는 경우는 전부 다른 종류의 질환이고 실제 염증이 없이 나타나는 비슷한 증상의 환자들만 묶어서 과민대장증후군이라 부르게 되었습니다.

장에 염증이 보이는 상황은 아니지만 간접적으로 염증이 두 가지 측면에서 영향을 준다고 보고 있습니다. 우선 많은 연구가 이루어진 감염 후 과민대장증후군입니다. 감염 후 과민대장증후군은 말 그대로 다른 병원균에 의해 감염되고 다 나은 후에 과민대장증후군이 오는 것을 말합니다. 이전에 걸렸던 세균성 위염이나 장염이 병의 원인이 된다는 것이죠. 1950년대 처음 보고된 이후 1962년에 정식 명칭이 생겼답니다. 이후 얼마나 많은 사람이 이러한 방식으로 질환이 오나 보았더니 전체 과민대장증후군 환자의 6~17%를 차지한다고 하네요. 반대로 통계를 내보면 세균성 위장염 환자의 7~33% 정도가 과민대장증후군으로 이어졌다고 하고요. 아직 과민대장증후군의 원인이 다 밝혀진 것은 아니지만, 이 정도의 비중이라면 감염이 제법 큰 원인 중 하나라고 볼 수 있겠네요. 감염 이후 병이 옮겨가는 시점은 장염을 다 앓자마자일 수도 있고 3개월, 길게는 6개월 이상 있다가 나타날 수도 있다고 합니다.

그렇다면 이전에 앓았다가 다 나은 염증이 어떻게 과민대장증후군을 만들어낼 수 있을까요? 주요 연결고리는 심리적 상황에서 찾았습니다. 감염 후 과민대장증후군을 가진 환자들은 공통적으로 불안, 우울, 신체화, 신경증, 건강염려증의 경향이 높다고 하네요. 다른 연구에서는 심한 스트레스나 사회적 변화를 겪는 순간 환자들이 감염 후 과민대장증후군으로 병이 넘어간다는 보고도 있었습니다.

이러한 심리적 요인들은 반대로 보자면 과민대장증후군의 증상 중 하나이기도 합니다. 따라서 닭이 먼저냐 달걀이 먼저냐처럼 심리적 상황이 병을 만든 것인지, 병이 와서 심리적으로 위축된 것인지는 정확하지 않았습니다. 그래서 쥐를 대상으로 실험을 해보았답니다. 한 무리는 그냥 스트레스만 지속적으로 주고 다른 한 무리는 장염을 일으킨 다음 다 회복시키고 나서 스트레스를 주었답니다. 그 결과, 그냥 스트레스만 계속 받은 쥐는 장 활동에 아무런 변화도 없었지만, 장염을 앓고 회복한 쥐들은 장의 염증이 재발하고 오래 지속되었다고 하네요. 즉, 장염 후에 스트레스가 심하다면 염증이 나았다가도 재발하거나 잘 낫지 않을 수 있다는 것이 간접적으로 증명되었습니다. 과민대장증후군도 마찬가지로 장염 후에 스트레스로 인해 유발된다는 것이 밝혀진 것이죠.

　혹시 이질이 한의학 용어인 것 아셨나요? 세균이나 감염과 같은 개념이 없던 시절에 만든 용어입니다. 근대에 와서 이질을 연구해보니 세균감염으로 인한 것으로 밝혀졌죠. 수액제제가 발달하기 전에는 제법 많은 사람들이 이질로 사망에 이르렀답니다. 그래서 한의학에서는 이질에 대한 연구를 많이 했고, 같은 균에 의한 이질이라도 증상에 따라 여러 가지 종류로 나누어 치료했습니다. 이러한 이질의 분류에는 현재 세균성 이질이라 부르는 것도 포함되어있고, 일반적인 대장염, 크론병 등 설사가 주증상이 되는 수많은 질환들을 언급하고 있습니다. 과민대장증후군도 설사가 심한 환자의 경우 한의학적으로는 이질에 분류되는 경우가 더러 있습니다.

　한의학에서도 이질은 대부분 외인성으로 판단합니다. 밖에서 들어온 병이라고 보는 것이죠. 감염 후 과민대장증후군이 한의학적 이질에 해당됩니다. 증상으로는, 대체적으로 심한 설사를 하면 이질 환자로 의심하지만, 만성 설사 환자 중 점액변을 보거나, 혈변이 있거나 위장출혈이 있는 변을 보거나 아랫배가 당기는 듯한 통증을 가지며 변을 본 후 잔변감이 남는 경우만 이질로 판단합니다. 여기에 농이 섞인 변이 나오거나 열이 난다면 더욱 확진하게 되죠. 점액변, 잔변감 이런 증상들은 과민대장증후군의 핵심 증상은 아니지만 자주 보이는 증상으로 중요하게 다뤄집니다.

설사형 과민대장증후군 환자 중 스트레스나 정서의 영향을 덜 받는 경향이 있으며 과민대장증후군이 아닌 다른 질환을 의심할 정도로 장기간 설사를 한다는 특징이 있다면 이질에 준해서 치료합니다. 이런 환자들 중 일부는 많은 검사를 통해 과민대장증후군이 아닌 염증성 장질환으로 결론이 나는 경우도 있습니다. 아직까지 한의학적 이질과 감염 후 과민대장증후군과의 연관성 연구가 많이 이루어지지는 않았지만, 증상이나 병이 생기는 과정 등을 조금 더 비교 연구해본다면 일반적인 과민대장증후군과는 다른 감염 후 과민대장증후군만의 특징을 좀 더 잘 알 수 있지 않을까 생각해봅니다. 이런 방향의 접근을 많이 해보았는데, 실제 치료에 도움되는 부분이 많기도 하고요.

동의보감에서는 이질을 19가지로 분류하여 각각의 원인과 특징, 치료에 대해 설명하고 있습니다. 대부분 급성 감염성 질환이나 염증성 질환을 이야기하는데요, 이 중 과민대장증후군과 관련이 많은 두 가지 종류에 대해 간략하게 알아보도록 하겠습니다.

백리(白痢)는 적리(赤痢)에 대응하여 사용하는 질환명입니다. 이질로 설사할 때 변에 흰 점액이 주로 섞여나오면 백리, 혈변을 보거나 붉은 점액이 섞여 나오면 적리, 두 가지가 모두 많이 보인다면 적백리(赤白痢)라 부릅니다. 이러한 적리, 백리는 모두 앞서 설명한 비허(脾虛)나 장의 열증(熱證)으로 생긴다고 설명합니다. 즉, 감염성이 아닌 이질이란 설명이죠.

적리는 출혈이 주가 되는 질환이라 과민대장증후군과 큰 연관이 없고, 백리는 점액변이 많이 보이는 과민대장증후군 환자의 증상과 유사합니다. 대변에 보이는 이 점액은 장내 면역물질과 미생물이 모인 것이거나 대변을 잘 나가게 도와주는 윤활 물질이 지나치게 많이 분비되어 변에 섞여 나온 것입니다.

보통은 점액변과 함께 설사가 심하다면 급성 장염이나 만성 염증성 장질환을 가장 먼저 의심합니다. 간혹 이런 환자 중 병이 오래가며 증상이 나았다가 더했다를 반복하면서 특별한 검사소견을 보이지 않는 경우가 있는데, 이런 경우 과민대장증후군으로 분류하게 됩니다.

휴식리는 말 그대로 쉬었다가 발생하는 이질을 말합니다. 증상이 여러모로 이질과 유사하지만, 보통의 감염성 이질과는 달리 증상이 멎었다, 다시 나타났다를 반복하는 질환을 이야기하죠. 현대에는 관해기를 갖는 질환인 크론병이나 과민대장증후군과 비슷한 것으로 보고 있습니다. 아쉽게도 이 휴식리에 대한 설명은 많은 편이 아니어서 병의 원인이나 병이 생기는 과정에 대한 정보를 얻기는 힘들지만, 주로 이런 만성적인 설사로 인해 기운이 없거나 몸이 약해지는 것을 막고 반복적으로 재발하는 것을 예방하기 위한 치료를 하고 있습니다. 대부분 이런 컨디션을 끌어올리는 치료는 통합의학이나 한의학에서 다루게 됩니다.

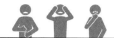

잘 안 보이지만… 혹시 염증?

    장염 후에 스트레스를 받으면 염증이 재발한다는 사실은 과민대장증후군과 염증의 연관 관계 중 두 번째 측면을 낳았습니다. 실제 염증이 보이지는 않지만 감염 후 과민대장증후군처럼 무언가 염증과 연관된 부분들이 있지 않을까 하는 생각이 든 것이죠. 그래서 눈으로 보이지 않는 부분들에 대한 연구가 시작되었습니다. 염증과 관련된 여러 항원과 항체들을 조사해보고 장 점막의 면역계통을 살펴보았습니다. 이전에도 외부 물질인 음식을 상대하는 대장 내에서는 많은 면역 반응이 일어나고 있다는 점은 알고 있었지만 이러한 면역 반응들이 부위별로 어떻게 다른지, 과민대장증후군 환자에게서는 특이한 점이 없는지는 연구된 바가 없었죠. 이런 연구 결과 새로운 사실들을 알아냈습니다. 과민대장증후군 환자에서는 건강한 사람들에 비해 대장 점막 내 면역이 보다 활발하게 증가되어 있었습니다. 이것은 겉으로는 보이지 않지만 염증이 나타난 상황을 의미합니다. 또한 이러한 것들의 분포가 과민대장증후군 환자의 대장 중 문제를 일으키는 부위와 많이 유사하다는 것도 밝혀냈답니다.

    이를 종합해보면 결국 본격적인 염증이 보이지는 않지만 염증에 가까운 상태가 대장 곳곳에 퍼져있다고 볼 수 있습니다. 정확한 표현은 아니지만 이해하기 쉽게 설명하자면 눈에 안 보일 정도로 아주 작은, 미세한 염증들이 스프레이로 뿌려놓은 듯 장에 넓게 존재한다는 의미죠. 이러한 설명이 중요한 점은 염증을 줄이는 약물로 과민대장증후군을 치료할 수 있는 가능성을 열어주었다는 점이고 여러 증상과 과민대장증후군을 유발하는 다른 원인들과의 연관성도 한 번에 설명 가능하다는 점입니다. 따라서 최근 가장 활발하게 논의되고 있는 주제 중 하나이죠.

다만 이러한 염증에 관한 이야기들은 설사형 환자에게만 국한되어 통하는 부분이고 그나마도 염증과 관련 없이 증상이 나타나는 환자들이 많아서 아직까지 확실하다고는 말할 수 없습니다. 게다가 이러한 주장에 반론이 되는 연구들도 속속 나오고 있고, 실제 염증을 억제하는 치료가 병을 낫게 하는데 핵심적인 위치에 오르지 못하고 있다는 점도 한계점으로 볼 수 있겠네요.

염증 또는 염증과 유사한 상황은 한의학에서 열증(熱證)이라 표현합니다. 실제 체온이 오르는 상황이 아니라 마치 뱃속에서 열이 나고 있는 것과 같은 상황을 이야기하죠. 화끈거리는 듯한 통증, 열감, 소화기를 과민하게 만들고 운동을 빠르게 한다는 점, 뱃속 느낌이 뜨겁다거나 장운동이 지나치게 항진되어 있거나, 열로 물기를 말리는 듯 건조한 증상들이 나타나는 경우에 열로 인한 병이라고 표현합니다.

대장의 열로 인한 병은 주로 복통을 동반한 설사나 변비의 형태로 나타나게 됩니다. 복통은 은은하게 아프기보단 주로 강한 통증이 간헐적으로 왔다 갔다 하게 됩니다. 열에 의해 설사가 유발되는 경우는 열이 장을 과민하게 만들며 더욱 활발하게 운동하게끔 유도하기 때문에 나타납니다. 변비는 대장 내 열이 수분을 말려 대변을 굳게 만들어 유발된다고 설명하고 있죠.

이러한 열이 생기는 원인으로는 주로 잘못된 식사와 음주, 개인의 체질적 요소를 복합적으로 이야기합니다. 잘못된 식사로는 기름진 음식, 고기를 지나치게 먹는 것을 꼽습니다. 이런 음식들은 식이섬유가 많이 부족할 뿐만 아니라 소화되면서 생기는 물질들이 몸에 해로운 것들이 많기 때문이죠. 한의학적인 표현으로는 고기는 원래 더운 성질을 가진 음식이라 장의 열을 만들어낸다고 이야기하기도 합니다.

열증으로 인한 환자들 중 일부는 염증 소견이 없는 경우도 있습니다. 앞서 설명한 과민대장증후군의 원인 중 미세한 염증으로 인한 것이 여기 해당한다고 생각하시면 됩니다. 대장의 열로 인한 증상들은 실제 염증이 있거나 없거나 염증이 있을 때의 소견과 아주 유사합니다. 따라서 이런 미세 염증에 관한 이론들과 이야기가 잘 맞아들어간다는 것을 알 수 있습니다.

다만, 대장의 열로 변비가 일어나는 경우는 염증으로 설명하기가 쉽지 않습니다. 미세염증이든 아니든 대장의 염증성 질환이라면 변비가 일어나는 경우는 찾기 힘들기 때문이죠. 특히나 대장에 열이 있어 변이 굳어진다는 것은 현대에서는 설명하기 난해한 부분이 있습니다. 다만 육식 위주의 식습관은 당연히 변비를 유발할 수 있기 때문에 식이섬유 부족으로 인한 만성 변비로 생각할 수 있겠습니다.

유전인가요?

　유전이 미치는 영향은 많은 분들이 궁금해하시는 부분입니다. 그냥 장이 약하게 타고나는 것 아닌가 하는 점이죠. 사실 특별한 사건 없이 병이 어느 날부터인가 생겨있고 잘 낫지도 않으며 평생 함께 가는 질환이라 그저 타고난 허약함이라 생각하는 부분도 있을 것입니다. 그리고 한 집안에 여러 환자가 있는 경우도 제법 있어서 유전되는 질환이지 않나 생각되기도 하죠.

　실제로 과민대장증후군은 유전자의 영향을 어느 정도 받는 질환입니다. 하지만 그 영향이 절대적이지는 않죠. 이는 쌍둥이를 통해 연구해봤습니다. 1998년에 호주에서 686쌍의 일란성, 이란성 쌍둥이를 조사해봤습니다. 유전자가 완전히 같은 일란성 쌍둥이는 33%가 둘 다 과민대장증후군이거나 둘 다 병이 없었고, 생활환경이나 나이는 정확히 같지만, 유전자가 다른 이란성 쌍둥이는 13%만 일치했다고 하네요. 미국의 연구에서는 6,000쌍의 쌍둥이를 대상으로 연구해보니 일란성 쌍둥이는 17%, 이란성 쌍둥이는 8%에서 일치했다고 합니다. 분명히 유전적인 원인이 과민대장증후군에 미치는 영향이 있다는 것이죠.

그래서 어떤 유전자가 영향을 미치는지 다방면에서 연구가 이루어지고 있습니다. 장내 면역계와 관련된 유전자들도 살펴보고 과민성과 관련한 여러 유전자들도 살펴보고 있죠. 여기에 위장관의 운동이나 자율신경계와 연관된 부분까지도 모두 살펴보고 있습니다. 다만 이러한 연구에도 불구하고 대부분은 별로 과민대장증후군에 영향을 주지 않는다는 결론이 나오고 있고, 아직 결론짓지 못한 부분들도 특별하게 가능성 보이는 부분은 별로 없습니다.

이러한 유전적 원인은 덜 밝혀진 영역이어서 그런 것도 있지만 실제 중요시되는 부분은 아닙니다. 위의 쌍둥이를 조사한 연구에서도 일치율 자체가 그렇게 높지는 않습니다. 생활환경도 비슷하고 식습관도 비슷할 텐데 게다가 유전자까지 완전히 같아도 똑같이 병이 올 확률이 33%라는 것이죠. 생각했던 것보다 훨씬 미미하죠? 분명 유전의 영향이 있지만 중요한 요인은 아니라는 것입니다.

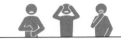

장의 문제로 끝내지 않는다

과민대장증후군과 함께 오는 증상이나 질환들이 있습니다. 이런 것들이 과민대장증후군의 증상 중 하나인지, 아니면 서로 병의 원인이 되는 것인지, 다른 원인에 의해 이들이 함께 발병하는 것인지는 정확히 알려지지 않았지만 대체적으로 함께 잘 나타나는 것들을 살펴보도록 하겠습니다.

▶ **빈뇨** : 생각외로 자주 보이는 증상입니다. 변비형 환자에게서 대변으로 수분 배출이 적어져 소변을 자주 볼 수밖에 없지 않나 싶겠지만 사실 한 번에 보는 소변량이 줄어들면서 자주 가는 것이라 전체 소변량은 큰 차이가 없다고 합니다. 게다가 이 증상은 주로 변비형 환자보다는 설사형 환자에게서 자주 보인다고 하네요. 소화기와 큰 관련 없어 보이는 증상이라 많은 환자분들이 크게 신경 안 쓰시고 병원에서도 이야기를 잘 안 하는 증상 중 하나인데요, 과민대장증후군과의 연관성이 밝혀진 후 조사해보니 생각보다 많은 환자들이 갖고 있는 증상이라고 합니다. 일부 의사들은 빈뇨 증상을 과민대장증후군의 일부로 받아들이기도 합니다.

▶ **저체중** : 증상이 심한 설사형 환자에게서 보이는 현상입니다. 잦은 설사

와 복부 불쾌감, 복통으로 인해 음식 먹기를 두려워하고 이로 인해 점차 체중이 줄어드는 경우가 많습니다. 설사를 자주해서 먹은 것이 흡수되지 못해 살이 빠지는 것 아닌가 하는 질문을 자주 하시는데요, 사실 과민대장증후군에 의한 설사는 대장 하부와 직장에서 일어나는 것이기 때문에 거의 영양분은 다 흡수한 상태라고 하네요. 하지만 식사량을 제한하지 않고 아플 때 아프더라도 잘 먹는 환자들도 저체중이 오는 경우도 제법 있고, 변비형이나 혼합형 환자 중에서도 저체중을 호소하는 사람들이 있는 것을 보면 식사량의 문제보단 장내 세균총과 연관된 문제가 아닌가 싶기도 합니다.

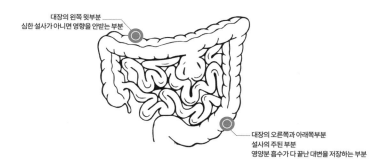

대장의 왼쪽 윗부분
심한 설사가 아니면 영향을 안받는 부분

대장의 오른쪽과 아래쪽부분
설사의 주된 부분
영양분 흡수가 다 끝난 대변을 저장하는 부분

▶ **기능성 소화불량** : 꽤 많은 수의 과민대장증후군 환자들이 기능성 소화불량을 호소합니다. 두 질환의 원인으로 추정되는 요소들이 제법 많이 겹치고 소화기는 물리적으로 연결됐기 때문이죠. 게다가 신경성 영향이 큰 질환들인데 위와 대장에 영향을 미치는 심리적 인자들이 거의 다 일치하기 때문에 어느 한쪽만 아프다는 것이 이상할 정도입니다. 보통 이런 경우가 많아 기능성 소화불량을 일정 부분 갖고 있는 과민대장증후군의 경우, 그냥 과민대장증후군으로만 진단하고 기능성 소화불량은 그 증상들의 일부

로 생각하기도 한답니다.

▶ **치질** : 변비형 환자에게선 변비 때문에, 설사형 환자에게선 잔변감 때문에 나타나게 됩니다. 과민대장증후군 환자의 치질은 대장의 기능이 떨어져 치질에 취약할 수밖에 없는 상황에서 배변 시간이 길어지기 때문에 나타나게 됩니다. 변비로 배변이 어려워 변을 오래 보거나, 설사를 해도 풀리지 않는 변이 남아있는 듯한 느낌 때문에 변을 오래 보는 것이죠. 여기에 피로나 음주, 하루 종일 앉아있는 생활 등이 곁들여진다면 치질이 높은 확률로 발병하게 됩니다.

▶ **우울증, 공황장애, 편집증** : 우울증과 과민대장증후군은 서로를 일으킬 수 있습니다. 과민대장증후군은 앞에서 보았듯이 삶의 질을 많이 떨어트리는 질환이고 아직까지 그렇다 할 치료가 없기 때문에 증상이 심한 환자의 경우 무력감을 느끼게 할 수 있습니다. 여기에 더해 스트레스에 대한 감수성도 높은 경우가 많기 때문에 보통 사람들에 비해 우울증 지표가 더 나쁘게 나온다고 합니다. 우울증이 먼저 나타나고 과민대장증후군이 오는 사람들도 있습니다. 불안, 우울, 낙담 등이 과민대장증후군의 대표적인 촉발요인이기 때문이죠. 이런 분들은 자신의 정서적 스트레스를 몸 건강의 문제로 표출하는 신체화 현상이 더 많이 나타난다 합니다. 따라서 과민대장증후군 환자들 중에서도 우울증을 함께 앓고 있는 사람들은 증상이 더 심하게 나타나게 되죠. 공황장애와 편집증도 과민대장증후군 환자들이 더 자주 앓는 질환인데요, 아직 정확한 연구는 많이 이루어지지 않았지만 우울증과 비슷

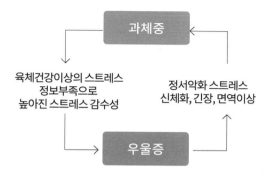

한 맥락에서 나타나는 것이 아닌가 추측하고 있습니다.

▶ **수면장애** : 과민대장증후군 환자들의 수면의 질이 낮다고 합니다. 하지만 정상인과 비교하였을 때 잠에 연관된 자율신경계의 차이는 거의 없었다고 하네요. 그래서 원인을 밝히고자 환자들과의 심층 면접을 통해 연구한 결과 심리적 불안감이 수면장애를 유발한다는 결론에 이르렀답니다. 수면장애의 정도는 생각보다 심각해서 여성 환자들의 경우 정상인에 비해 수면장애 정도가 2배에 달했으며 우울증을 갖고 있거나 단순히 우울한 상황에서는 훨씬 심해진다고 하네요. 이러한 수면장애는 전체 환자의 74%에서 보인다는 연구 결과가 있을 만큼 흔하다고 합니다.

▶ **비염, 아토피** : 과민대장증후군과 아무런 관계도 없어 보이는 질환입니다. 실제로 이들 질환 사이의 연관성을 알아보는 정확한 연구 결과는 아직 나오지 않았습니다. 다만 경험적으로 많은 의사들이 과민대장증후군 환자에게서는 비염이나 아토피가 더 자주 보인다는 것을 알고 있습니다. 이것을

과학적으로 뒷받침하는 사실로는 과민대장증후군 환자의 대장에서 T림프구와 비만세포, 대식세포의 수가 증가한다는 것이 있습니다. 이들은 모두 알레르기성 질환과 연관 있는 요소들이죠.

▶ **장누수 증후군** : 장누수 증후군은 최근 새롭게 도입된 개념입니다. 아직 정식 질병으로 인정받을 만큼 많은 연구가 이루어지진 못했습니다. 장누수 증후군은 이름처럼 장이 새서 나타나는 질환을 의미합니다. 장의 주요 역할이 소화시키고 난 영양분을 흡수하고 몸에 해로운 것들은 흡수하지 않고 대변으로 배출하는 것인데, 특별한 원인으로 인해 장의 이런 기능이 제 기능을 하지 못하고 흡수하지 말아야 할 것들을 몸속으로 들여보내는 상황을 의미하죠. 이런 안 좋은 물질들은 혈관을 타고 온몸을 돌아다니며 관절염부터 두통까지 정말 다양한 증상을 만들어낸다는 설명입니다.

이는 과민대장증후군이나 크론병 같은 만성적인 장질환을 가진 환자들이 대장과는 별로 상관없는 전신적인 증상들이 나타나는 것을 설명하기 위해 도입된 개념입니다. 이를 뒷받침하는 연구가 아직 부족하긴 하지만 강력한 의학적 필요성에 의해 일단 어느 정도 받아들여지고 있습니다.

장 누수 증후군과 관련된 한의학적 질환은 습담(濕痰)이 있습니다. 습(濕)은 우리가 장마철에 축축하다고 느끼는 그 느낌을 의미합니다. 물기가 많고 무겁고 눅눅한 느낌을 주는 단어죠. 몸이 물에 젖은 스펀지처럼 무겁고 움직이기가 싫으며 권태로운 상태가 되는 병에 '습'이란 단어를 붙입니다. 혹은 진짜로 습한 곳에 가면 증상이 나타나거나 비가 올 때 날궂이 하는 경우도 습에 의한 병이라고 표현하죠. 예를 들어 할머니들이 비가 오기 전에 관절이 쑤신다고 하는 것이나 비가 오는 날 왠지 몸이 무겁고 밖에 나가기 싫은 상태가 되는 것 모두 습에 의한 것이라고 이야기합니다.

담(痰)은 여러 장기의 기능이 떨어져 만들어진 병리적 대사산물을 의미합니다. 쉽게 이야기하면 몸에 병이 있어 건강할 때는 존재하지 않았을 이상한 물질들이 생겨나는 것을 말합니다. 보통 담은 소화기에서 음식물을 제대로 처리하지 못해 평소와는 다른 형태로 소화시키고 이런 것들이 몸으로 흡수되어 전신에서 병을 일으킨다고 하죠. 소화기에서 흡수된 노폐물이나 독소가 소화기부터 전신, 정서 질환까지 골고루 영향을 미칩니다. 이러한 담은 소화기의 기능 저하나 습으로 인해 생기지만 다른 장기의 기능 저하나 과잉으로 독소를 만들어내는 상황에서 생기는 경우도 많습니다. 이러한 담의 성질 때문에 현대에서는 담을 혈액 내 이상 지질로 보고 있습니다. 음식의 지방을 분해하여 만든 지방산이나 몸에서 만들어낸 여러 지용성 성분들이 혈관 속을 돌아다니며 문제를 일으키는 것을 담으로 보고 있죠.

습담증의 증상은 주로 복부 팽만감이 있고 묽은 설사를 하며 대변이나 방귀 냄새가 독해집니다. 배에서 물 흐르는 소리가 자꾸 난다거나 팔다리가 나른하고 의욕이 떨어지거나 얼굴이 누렇게 변하거나 복통이 있을 수 있습니다. 간혹 증상이 심한 경우 우울증이나 공황장애의 경향을 띠는 환자들도 보입니다.

습담증은 설사형 과민대장증후군과 많은 증상을 공유하고 있습니다. 식후에 복통이 생기며 설사한다거나, 묽은 설사를 하는 점, 복부 팽만감이 오거나 배에서 소리가 자꾸 나는 점, 설명할 수 없는 복부 불쾌감까지 모든 증상이 유사한 경우도 있습니다. 증상이 심한 환자의 경우 우울증이나 공황장애까지 온다는 점도 비슷하고요. 여기에서 전신에 증상이 파급되는 것을 장누수 증후군으로 설명한다면 과민대장증후군 환자 중 꽤 많은 숫자를 하나의 유형으로 묶어낼 수 있습니다.

원인을 찾는 데 도움을 주는 기능의학검사

　과민대장증후군의 수많은 원인을 알아보았습니다. 그럼 난 그중에 어떤 게 원인이 되어 안 좋은 걸까요? 정확한 원인을 찾는 것이 쉽지는 않습니다. 대개 나타나는 증상을 종합해보고, 병이 호전되거나 악화되는 조건을 살펴보고, 배를 눌러보거나 소리를 들어보는 방법을 활용해서 원인을 짐작하게 됩니다. 보다 정확하고 객관적인 검사의 도움을 받는 방법은 없을까요? 아직까진 안타깝게도 과민대장증후군을 정확하게 진단해내거나 원인을 뚜렷하게 찾아주는 검사는 개발되어있지 않지만, 그래도 활용할 수 있는 기능의학검사들이 있습니다.

　기능의학은 기존에 존재하던 생리물질에 기반한 의학과는 달리 우리 몸의 기능이 어떻게 돌아가는지를 보며 거시적 관점에서 문제를 찾아가는 의학입니다. 두산백과에 나온 기능의학 설명을 보면 "…리누스 폴링(Linus Pauling)에 의해 주창된 분자의학(Orthomolecular Medicine)에 그 뿌리를 두고 로저 윌리엄(Roger William)의 생화학적 개별성(Biochemical Individuality) 개념에 의해 발전되었다. 질병치료에 생화학적인 요소와 기능의학적인 요소는 물론 영양학적인 치료 방법을 사용하는 새로운 분야이다.

　각각의 개인은 성격과 정서와 외모가 다르듯이 체내에서 일어나는 생화학적 대사도 모두 다르다는 데 중점을 두고 있다. 곧, 타고난 유전적 형질과

생활방식, 식이, 직업, 환경공해 물질의 노출 등의 환경적 영향에 따라 각 개인의 생리학적인 반응은 각기 다르므로 환자를 다룰 때에도 이러한 개인의 독창성을 중심으로 진단과 치료가 이루어져야 한다는 것이다.

따라서 질병에 초점을 맞추기보다는 질병 이전의 상태, 곧 최상의 기능에서 벗어나 불편함을 느끼는 상태에 초점을 두고 이러한 상태를 나타내는 내재한 생화학적 물질대사의 이상 패턴을 찾아 그것을 영양학적 방법으로 치료함으로써 최상의 기능을 회복하게 하는 것을 목표로 한다"라고 되어있습니다.

이러한 방식의 차이 때문에 기능의학검사들은 기존 검사와는 좀 다른 것을 목표로 합니다. 기존의 검사들은 병을 유발하거나 특정 질환에서만 보이는 물질을 찾아내고, 몸속을 촬영해서 정확히 특정 질환을 집어내는 것을 목표로 한다면, 기능의학검사는 두리뭉실하게 우리 몸이 돌아가는 과정에서 어떤 부분이 부족하고 넘치는지 확인하는 것을 목표로 합니다. 좀 더 쉽게 설명하자면 기능의학검사는 검사를 해도 내가 무슨 병이 있는지 정확히는 찾아내지 못하고, 단지 큰 틀에서 봤을 때 어떤 부분이 균형이 깨졌는지를 보는 검사입니다.

따라서 '검사해서 찾을 수 없는 질환', 즉 과민대장증후군과 같은 질환들이 있을 때 많은 도움을 줄 수 있습니다. 무언가 딱 하나만 문제가 되어 그

걸 찾아 없앨 수 있는 상황이 아니니 크게 봐서 어떤 것들이 문제인가를 확인한 후 일정이상 회복시키면, 우리 몸의 자연 치유력이 나머지 문제를 해결할 수 있는 것이죠. 기능의학에서는 다양한 검사를 활용하지만 그중에서 과민대장증후군과 밀접한 검사는 세 가지 입니다. 하나씩 살펴보도록 할게요.

가장 기본적인 기능의학검사는 유기산 검사입니다. 소변에 남아있는 유기산을 측정하여 우리 몸의 신진대사가 어떻게 돌아가고 있는 것인지 확인하는 것이죠. 쉽게 비유하자면 한 사람이 버린 쓰레기를 모으면 그 사람이 어떤 물건을 샀고, 어떤 음식을 먹었는지 대략적으로 알 수 있는 것과 비슷합니다. 우리 몸에서 버려진 소변에는 다양한 상황에서 쓰인 물질들의 흔적이 남아있거든요.

이 검사를 통해 우리 몸에 존재하는 유해균, 곰팡이균, 잘못된 음식에서 비롯된 독성 물질을 확인할 수 있으며 비타민 결핍, 특정 영양소 부족, 신경전달물질 등을 확인해볼 수 있습니다. 과민대장증후군 환자에게 확인해볼 만한 내용이 많이 포함되어 있죠. 특히 장내 유해균과 신경전달물질 이상은 이 자체로 과민대장증후군의 원인이 되기 때문에 치료에 직접적인 도움을 주곤 합니다.

간접적으로는 과민대장증후군으로 인해 음식 섭취가 불량해지며 나타나는 영양 부족을 찾거나, 직접 과민대장증후군을 일으키진 않아도 합병증을 유발할 수 있는 요소를 미리 확인해볼 수 있다는 점은 요긴하게 활용됩니다.

두 번째로 자주 활용되는 검사는 장내 미생물 검사입니다. 직접적으로 대변을 채취하여 대장에 있는 미생물을 확인하는 검사인데요, 유해균과 유익균의 비율은 물론 특정 균이 얼마만큼 많은지, 내 장에는 어떤 균이 주도적으로 증식하고 있는지, 현재 먹고있는 유산균이 장내에 잘 정착하고 있는지 등을 자세히 알아볼 수 있는 검사입니다. 처음《굿바이 과민대장증후군》이 출간되었을 때만 해도 간략하게 유익균, 유해균 비율을 보는 검사밖에 없었는데 최근에는 자세한 균종별 비율까지 나오기 때문에 검사를 통해 대처할 수 있는 부분이 늘었습니다.

장내 미생물은 과민대장증후군 환자가 아니더라도 온몸에 주는 영향이 막대하기 때문에 누구나 한 번쯤 해보면 좋을 검사입니다. 과민대장증후군 환자에겐 당연히 중요성이 더 증가하는데요, 이 검사를 활용하는 방안은 크게 두 가지입니다. 첫째는 유해균의 증식 여부를 파악해서 유해균이 많아 장이 안 좋은 거라면 균 억제를 통해 치료할 수 있습니다. 가장 직접적으로 치료하는 방식이고요, 이런 경우 직접적으로 원인을 없앨 수 있기에 상당한 치료 효과를 기대할 수 있습니다. 둘째는 유산균 제제를 보다 효율적으로 사용하는 것입니다. 장내 유익균은 특정한 몇몇 균이 많이 자라는 것보다는 다양한 종류의 유익균이 증식하는 것이 더 좋습니다. 그렇기에 유산균 제제를 먹을 때는 이미 내 장에서 잘 자리 잡은 균은 피해서 먹는 것이 효과적인데요, 기존에 이런 검사가 없을 때는 장 내에 어떤 균이 있는지 모르기 때문에 다양한 제제를 한두 달씩 돌아가면서 먹어보는 방식으로 활용했습니다. 이젠 내 장에 없는 유익균만 골라서 채워갈 수 있기 때문에 훨씬 더 효율적으로 치료할 수 있죠.

세 번째 검사는 심박변이도검사(HRV)입니다. 몸에 스트레스가 가해질 때 심장 박동의 변화를 측정함으로써 자율신경계 활동성을 알아보는 검사입니다. 평소에 얼마나 많은 스트레스를 받는지, 긴장도는 어느 정도로 유지되는지, 이런 상황이 얼마나 오래 지속되어 몸이 힘들어하는지를 대략적으로 확인해볼 수 있는 검사입니다. 정신과에서 많이 활용하는 검사이지만 스트레스, 긴장에 의해 증상이 악화되는 타입의 과민대장증후군 환자분들께는 가장 중요한 검사이기도 합니다.

이 검사를 통해 교감신경, 부교감신경의 활성도를 알아볼 수 있으며 같은 증상의 과민대장증후군이어도 이 결과에 따라 완전히 다른 치료가 들어갈 수 있기 때문에 꼭 한번 해보는 것을 추천합니다.

이렇게 세 가지 기능의학 검사를 살펴보았습니다. 직접적으로 치료에 반영되는 결과가 나오는 경우도 있지만 그렇지 않은 경우에도 큰 맥락에서 치료 계획을 세우는 데 도움을 주기 때문에 적절히 활용하는 것이 좋습니다. 아직까진 내시경, MRI 같은 검사들처럼 유명한 검사는 아니지만 취급하는 병원이 하나둘 늘고 있어서 어렵지 않게 만나보실 수 있을 거예요.

한의학은 전통이고 옛날 거다? 현대 한의학이 있다!

21세기 들어오면서 한의학은 과학적으로 재해석되고 있습니다. 아직 음양오행, 기, 경락과 같은 해석되지 않는(혹은 해석될 일이 없는) 것들도 있지만 치료과정에서 약이나 침이 인체에 미치는 영향은 많이 밝혀지고 있습니다. 이런 연구들은 주로 중국에서 중의학을 체계적으로 지원하여 이루어진 것이 많고, 여기서 무수히 많은 의학적 성과들이 나오게 되면서(노벨상까지 나왔습니다) 이에 자극받은 미국에서도 연구에 많은 참여를 하기 시작했죠.

한의학은 전체적으로 보면 현대 의학만큼이나 규모가 방대합니다. 따라서 과학자들이 한의학을 하나씩 살펴볼 때는 주로 많은 사람의 생명을 앗아가는 질환이나 현대 의학으로 치료하지 못하는 질환을 위주로 살펴보기 시작합니다. 미국에서 연구는 암 치료에 한의학을 접목시켜 환자의 생존율을 높이고 삶의 질을 향상시키는 것에 집중하고 있습니다. 이에 많은 성과가 있어 주요 암 전문 병원에서는 한의학 치료를 현대 의학적 치료와 함께 사용하고 있죠. 이런 미국식 통합의학을 모델이 암뿐만 아니라 여러 진료 분야에서 우리나라에 역수입되고 있습니다. 주로 대체의학, 통합의학을 다루는 한의원이나 전문 병원들이죠.

중국에서는 암과 다른 난치성 질환 전반에 대한 연구를 동시 다발적으로 진행하고 있습니다. 이미 주요 병원들은 양한방 협진이 이루어지고 있고 여기에서 진료 결과는 무수히 많은 논문으로 제작되어 발표되고 있죠. 인구가 많아서 그런지 다른 국가에서 발표하는 논문에 비해 연구 대상이 되는 환자 수도 월등히 많습니다.

과민대장증후군에 대한 연구도 마찬가지입니다. 이미 과민대장증후군에 사용하는 처방과 약재가 수십 가지 이상 존재하고 간간이 효과를 입증하는 논문들이 나오고 있었지만, 21세기 들어와서 이런 연구 결과들이 종류도 다양해지고 양도 폭발적으로 증가하게 되었죠. 덕분에 과민대장증후군의 치료에 있어 한약이나 침의 효과가 어느 정도인지 확인할 수 있게 되었고 양약이 해결하지 못한 많은 부분들을 한약이 해결해줄 수 있음이 입증되었습니다.

이러한 한의학의 과학화 추세에 따라 환자들은 좀 더 안정적인 한의학 치료를 받을 수 있게 되었습니다. 과민대장증후군 환자는 환자마다 증상이 많이 다르고 한의사마다 각기 다른 처방을 내놓는 상황에서 치료를 표준화시키기는 불가능에 가까웠고 실제 치료 효과가 있는지, 있다면 어느 정도인지 확실히 알기 어려운 상황이었기 때문이죠. 수많은 환자들을 대상으로 한 연구들을 토대로 이제는 어떤 상황을 낮게 할 수 있고 어디까지가 한계인지 알고 있습니다. 많은 처방들 중 좀 더 효과가 좋은 것이 어떤 것인지도 쉽게 찾을 수 있고요.

한의학의 이런 변화는 비교적 최근의 일이라 아직 모든 한의사가 이런 근거 중심적인 치료를 하지는 않습니다. 과학적으로 입증이 덜 된 부분도 많아서 어쩔 수 없는 부분도 있고요. 하지만 예전 같은 '좀 더 체계적인 민간요법' 수준에서 벗어난 것은 확실합니다. 약을 사용했을 때 예측되는 반응, 부작용, 독성에 대한 과학적이고 체계적인 이해를 갖고 있기 때문이죠. 이제 한의학은 무조건 전통의학이고 옛날 것이라는 편견을 깨고 '현대 한의학'이라는 단어에 익숙해지길 바라봅니다.

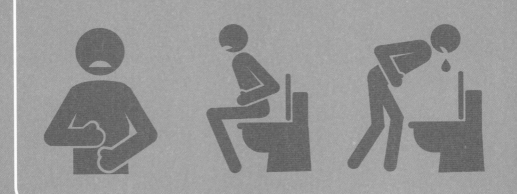

병원 가면 뭐해주지?

이제 나오는 이야기는 병원에서 준 처방전을 올바르게 이해할 수 있도록 도 와주는 것들입니다. 내가 먹는 약이 몸에서 어떤 작용을 통해 효과를 내는 지, 어떤 목적을 갖고 처방되었는지 정확히 이해할 수 있다면 좋은 일이겠 죠. 다만 지나치다 싶을 정도로 전문적인 이야기이니 이해가 잘 안 되는 분 들은 적당히 넘어가시고 좀 더 쉽게 요약해둔 부분만 보셔도 무방합니다. 사전처럼 찾아보는 용도로 활용해보세요.

우울증약? 위산억제제? 이런 걸 왜 처방하지?

과민대장증후군 환자라면 누구나 병원에서 처방전을 받아 약 이름을 확인한 후 인터넷에서 어떤 약인지 찾아본 경험이 있으실 겁니다. 지사제나 소화제, 변비약 같은 쉽게 이해되는 약도 있지만, 항우울제, 항불안제, 위산억제제와 같이 왜 처방했는지 도무지 이해할 수 없는 약도 많이 들어 있었을 겁니다. 약품 정보에 나오는 내용만 봐서는 처방에 실수가 있었나 싶기도 하고 나에게 정신병이 있나 생각이 들기도 하죠. 물론, 처방이 잘못되거나 내가 모르는 병이 있는 것은 아닙니다. 약품 정보에는 그 약에 대한 대표적인 이야기만 나와 있기 때문에 이것만 갖고 약을 이해해서 생기는 오해에 불과하죠.

과민대장증후군의 치료는 쉽지 않습니다. 좀 회의적인 의사분들은 사실상 위약에 비해 약이 갖는 효과가 없다고까지 이야기하고 있죠. 대체의학이나 통합의학으로 공을 돌리면서요. 그럼에도 과민대장증후군에는 다양한 종류의 약이 활용되고 있습니다. 주로 과민대장증후군 외에 다른 질환을 고치기 위해 개발된 약이지만, 그 병의 원인이 과민대장증후군과 같다 싶으면 과민대장증후군에도 활용하는 방식입니다. 우울증이나 불안증약같이 과민대장증후군과는 아무 상관 없어 보이는 약도 그 이면을 살펴본다면 충분히 납득 가능한 처방이라는 것을 알 수 있을 것입니다. 이제 다양한 약에 대한 자세한 이야기를 하나씩 풀어나갈게요.

위약

위약은 흔히 플라시보라고 알려진 암시효과를 배제하기 위해 만든 가짜 약입니다. 실제 치료에 도움되는 성분은 안 들어있고 그냥 전분이나 밀가루 같은 흰색 가루를 약이라고 속여서 주는 것이지요. 많은 질환에서 이런 플라시보효과가 나타나기 때문에 진짜로 새로 개발한 약이 질환에 효과 있는지를 판단하기 위해 위약과 진짜 약을 비교하는 방식으로 실험합니다.

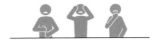

항경련제

　과민대장증후군 환자들이 갖는 공통적인 증상은 복통입니다. 이런 통증은 앞에서 살펴본 것과 같이 장관이 팽창해서 나타나는 경우가 가장 많죠. 하지만 많은 설사형 과민대장증후군 환자들은 장관의 팽창과는 별개로 대장이 과하게 움직이고 그에 따라 경련을 일으키는 것처럼 복통이 오기도 합니다. 주로 식사 후 30분~1시간 정도 배가 아프며 설사를 하는 환자들이 여기 해당되죠. 이런 대장의 경련성 움직임을 차단해주는 것이 항경련제입니다. 이름만 봐서는 간질약인가, 쥐 날 때 먹는 약인가 싶기도 하지만 내장의 경련을 막아준다는 의미로 활용되죠.

　과민대장증후군 환자에게 활용되는 항경련제는 주로 항콜린제입니다. 항콜린제(anticholinergic)는 부교감신경 끝에서 분비되는 아세틸콜린의 무스카린 작용을 방해하는 방식으로 작동합니다. 즉, 부교감신경이 제 일을 하지 못하고 가만히 있게끔 만들어줍니다. 따라서 소화기 전체의 기능이 떨어지고 장관의 움직임이 적어지게 되고 지나친 대장 운동으로 생겼던 장관의 경련과 복통은 해소되게 되는 것이죠. 마찬가지로 장이 느려지니 설사도 멈추게 됩니다.

비교적 효과도 좋은 약이고 설사형 과민대장증후군 환자의 핵심 증상을 목표로 한 치료이기 때문에 자주 활용됩니다. 이러한 항경련제들이 갖는 또 하나의 장점은 위-대장 반사도 줄여준다는 것이죠. 위-대장 반사는 우리가 음식을 먹었을 때 위장이 움직이기 시작하면 대장도 같이 반응하여 움직임이 일어나는 것을 말합니다. 먹은 음식이 대장까지 가려면 많은 시간이 남았는데도 말이죠. 가장 흔하게 접할 수 있는 상황은 아침에 찬물을 마시거나 식사를 했을 때 화장실에 가고 싶어지는 것입니다. 이런 위-대장 반사가 지나치게 강해지면 식후 복통이나 설사를 유발하는 원인이 될 수 있죠.

항경련제제는 위-대장 반사와 대장의 경련을 억제해주기 때문에 식전 30분 정도에 먹는 것이 좋습니다. 약이 흡수되는 시간이 필요할뿐더러 위-대장 반사는 음식을 먹은 직후에 일어나기 때문에 이를 억제해주려면 음식 섭취 전에 충분히 약 기운이 돌아줘야 좋기 때문이죠. 물론 식후에 드셔도 어느 정도 효과를 볼 수는 있겠지만, 기왕 먹는 것 가장 효과 좋은 시기에 드셔주시면 좋습니다.

항경련제제, 특히 과민대장증후군에 많이 사용하는 항콜린제는 부작용이 제법 있는 편입니다. 부교감신경을 통째로 차단하기 때문에 소화기뿐만 아니라 호흡기, 심장 등 다양한 곳에 영향을 미칠 수밖에 없죠. 또한 우리는 교감신경-부교감신경의 균형 속에 살고 있는데 부교감신경을 일방적으로 차단하면 상대적으로 교감신경이 과하게 표현되는 듯한 증상이 나타날 수 있습니다.

대표적인 부작용으로는 구강건조증이 있습니다. 부교감신경이 하는 일

중 하나가 침 분비가 있어서 그런 것으로 생각됩니다. 여기에 더해 잠이 많이 올 수도 있고 건망증이 생길 수 있으며 소변이 잘 안 나오거나 시야가 흐려지는 일이 생길 수 있습니다. 좋은 방향의 부작용으로는 비염 치료에 도움이 된다는 것도 있겠네요. 최근에는 디시클로민(dicyclomine)과 같은 부작용이 최소화된 항콜린제제를 활용하기도 해서 보다 안전하게 사용할 수 있다고 합니다.

교감신경과 부교감신경

우리 몸의 상태를 싸우거나 도망치기 좋은 상태로 만들지, 아니면 휴식을 취하며 에너지를 보존할 상태로 결정하는 자율신경계입니다. 대체로 교감신경이 흥분하면 심장이 빨리 뛰고 소화기는 활동을 멈추며 몸이 운동하기 적합한 상태로 바뀌게 되죠. 부교감신경은 반대로 심장이 느려지고 소화기가 활성화되어 침이나 소화액이 분비되고 소화기관의 운동이 활발해집니다.

교감신경 활성	부교감신경 활성
침 분비가 억제된다. 소화액 분비가 억제된다. 소화기의 움직임이 줄어든다. 심장이 빠르게 뛴다. 에너지를 소모한다.	침 분비가 증가된다. 소화액 분비가 증가된다. 소화기의 움직임이 많아진다. 심장이 천천히 뛴다. 에너지를 비축한다.

아세틸콜린

대표적인 신경전달물질입니다. 뇌에서 내장이나 근육, 피부까지 신경으로 연결되어 있다는 사실은 다들 아실 겁니다. 그래야 몸에 문제가 생겼을 때 통증을 느끼고 뇌에서 내린 명령을 온몸에 전달할 수 있겠죠.

이러한 신경은 뇌에서 몸까지 한 개의 신경세포로 이어지지 않았습니다. 여러 개의 신경세포들이 차례로 신호를 전달해줘서 뇌와 몸 끝 사이의 연락을 주고받게 되죠.

이들 신경세포 사이에 연락 수단이 되는 것을 신경전달물질이라 부릅니다. 한 신경세포가 옆 세포에게 신호를 전달할 때 전기 충격을 가하거나 소리를 지르거나 때리는 것이 아니라 신경전달물질을 뿜어주는 것이죠. 왜 이런 비효율적인 방식으로 신호를 전달하는지는 모르겠지만 대부분의 신경세포들은 이런 식으로 연락을 주고받습니다. 아무튼, 이런 신경전달물질 중 가장 대표적인 것이 아세틸콜린이며 부교감신경들은 이 아세틸콜린을 이용하여 신호를 전달합니다. 교감신경은 아드레날린이란 이름으로 더 유명한 에피네프린을 활용하죠. 그래서 아세틸콜린 수용체를 차단하는 약을 사용하면 부교감신경은 둔해지지만 교감신경은 별 영향을 받지 않게 되죠.

교감신경과 부교감신경

무스카린은 광대버섯에서 추출한 환각물질입니다. 안구 조절 경련을 일으키고 심장 박동을 감소시킵니다. 또한 위와 장의 운동을 강하게 촉진시키며 눈물, 침, 소화액, 기관지액의 분비를 증가시키기도 합니다. 이런 증상이 심해지면 순환성 쇼크가 와서 경련을 일으키다 사망하게 됩니다.

이러한 무스카린은 대표적인 독극물이지만 증상을 자세히 살펴본다면 부교감신경이 활발해질 때 나타나는 현상이 보다 강하게 나타난 것을 알 수 있습니다. 여기에 착안하여 부교감신경이 일으키는 작용을 무스카린 작용이라 이름 붙였습니다. 물론 광대버섯을 먹지 않아도 무스카린 작용은 나타나겠죠.

무스카린 작용은 아세틸콜린을 통해 신경 사이 신호를 전달하는 것을 의미합니다. 역시나 부교감신경의 활성을 의미하죠. 이런 작용은 정상적인 몸 상태에서 얼마든지 일어날 수 있고 몸의 항상성을 유지하기 위해 꼭 필요한 작용 중 하나입니다. 과민대장증후군 환자에게서는 부교감신경을 덜 활성화 시키면 증상이 줄어들기 때문에 이러한 무스카린 작용을 억제하는 약물을 사용하게 됩니다.

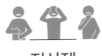

지사제

설사형 과민대장증후군 환자에게 종종 사용됩니다. 말 그대로 설사를 멎게 하는 약으로 다른 증상에 대한 영향 없이 일단 멎게 합니다. 증상이 심하지 않은 설사의 경우 사용하지 않는 경우가 많지만, 설사가 심해서 일상생활에 지장을 주거나 체중이 감소하는 경우 처방하게 됩니다. 복용 기간도 길지 않게 한고비 넘기면 투약을 중지하는 방식으로 응용하는 경우가 대부분이죠.

과민대장증후군에 사용하는 지사제는 말초작용성 아편제제입니다. 이름이 아편제제이지만 아편으로 만든 것은 아니고, 합성하여 만든 성분 구조가 아편과 유사하여 붙여진 이름입니다. 물론 환각 증상이나 중독성 같은 것은 나타나지 않습니다. 이러한 아편제제들은 대장의 운동을 감소시키고 대변이 좀 더 장에 오래 머물도록 만들어줍니다. 그리고 항문 괄약근을 좀 더 강하게 막게끔 도와주고 직장에서 대변보고 싶다는 신호를 덜 보내도록 만들어줍니다. 대장의 흡수 능력은 평소와 같게 유지하며 대변이 장 내에 오래 머물기 때문에 변이 좀 단단해질 수 있다는군요.

과민대장증후군에 활용하는 대표적인 지사제는 로페라미드(loperamide)입니다. 중독성도 낮은 편이고 내성이 생기지 않아 장기간 먹어야 할 때 양을 늘리지 않아도 됩니다. 설사를 멎게 하는 효과도 확실한 편이고요. 이 약도 설사를 유발하는 상황 전에 미리 먹어둬야 효과가 더 좋다고 합니다. 환자에 따라 식후 배가 아프며 설사를 하는 경우는 식전에, 긴장하거나 스트레스받으면 심해지는 경우에는 그런 상황 전에 복용하는 방법이죠.

대체로 지사제는 큰 부작용은 없는 편이고 더러 나타나는 부작용도 약의 복용을 중지하면 금방 나아지기 때문에 많은 환자분들이 편하게 응용합니다. 이런 점 때문에 로페라미드는 설사형 과민대장증후군 환자에게 완벽에 가까운 약으로 생각되었으나, 사실 복용 시 복통이 심해지는 것 때문에 많이 안좋은 상황을 넘기는 임시방편적인 약으로만 응용되곤 합니다. 과민대장증후군의 첫 번째 증상이 복통 일만큼 이를 무시하거나 악화시키는 약은 1번 선택이 될 수 없겠죠.

지사제 중에 장의 운동을 감소시키고 급박한 변의도 없애주고, 대변도 정상적으로 잘 나오게 해주며 복통까지 감소시켜주는 완벽에 가까운 약이 나왔습니다. 알로세트론(alosetron)이라는 약입니다. 한동안 이 약으로 설사형 과민대장증후군은 정복 가능한 질환이라는 이야기까지 나왔지만 부작용으로 심한 변비, 허혈성 대장염, 장 천공 등이 나타나며 이로 인한 사망자들이 나오기 시작하자 더 이상 쓰지 않게 되었습니다.

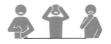

항우울제

과민대장증후군 환자 중 처방받은 약을 살펴보다 항우울제가 섞여 있는 것을 보고 여러 오해를 하시는 분들이 많습니다. '내가 우울증이 있어 보이나?' '난 정말 장이 안 좋은데, 의사는 내가 단순히 정신문제로 그렇다고 생각하는 건가?' '잠이나 많이 자라고 주는 건가?' 외에도 정말 다양한 상상력을 동원해서 의사의 처방 의도를 이해하려 시도합니다. 물론 항우울제라는 이름이 갖는 느낌 때문에 다른 약제에 비해 환자분들도 예민하게 반응할 수밖에 없고, 우리나라 의료 실정상 약에 대한 자세한 설명이 덧붙여지는 경우는 드물기 때문에 오해는 깊어질 수밖에 없습니다.

항우울제는 크게 두 가지 목적으로 처방됩니다. 하나는 항우울제가 갖는 원래 용도인 우울증이나 다른 정서적 문제를 해결하기 위한 목적이고, 다른 하나는 내장 신경의 과민함을 덜어주기 위한 목적입니다. 앞서 이야기했듯이 과민대장증후군 환자들은 우울증, 공황장애 등 각종 정서적인 문제를 함께 갖는 경우가 대단히 많고 그 정도도 가볍지만은 않기 때문에 이를 교정하기 위해 항우울제를 다른 약과 함께 사용하기도 합니다.

우울증이나 정서적 증상이 없거나, 약을 사용할 정도로 심하지 않은 환자의 경우에도 항우울제는 많이 처방되는 편입니다. 특히 삼환계 항우울제는 설사형 과민대장증후군 환자에게서는 대장의 움직임을 느리게 만들고 설사를 덜 하게 해주며 복통을 현저히 감소시키는 효과가 있다고 합니다. 이런 효과는 장에 직접적인 영향을 미쳐 나타나기보다는 중추신경(뇌)과 장 사이의 신경 체계에 영향을 줘서 나타난다고 보입니다.

　삼환계 항우울제의 효과는 제법 괜찮은 편입니다. 약을 사용한 환자 중 86%에게서 복통이 많이 줄어들었으며, 배변 횟수, 설사, 우울증까지 폭넓게 줄어들었다고 합니다. 이러한 효과는 아쉽게도 변비형 과민대장증후군 환자에게서는 전혀 나타나지 않았다고 하네요. 항우울제를 사용하여 통증이 줄고 증상이 나아지자, 혹시 우울증으로 인해 신경성으로 증상이 나빴던 것을 개선하여 증상이 낫는 것이 아닌가 연구도 해봤지만, 우울증과 이 약의 효과는 전혀 별개로 나왔다고 합니다. 더욱 좋은 점은, 우울증을 목표로 사용했을 때보다 효과도 훨씬 빠르고 더 적은 용량에서도 충분한 효과가 나타났다는 점입니다. 이는 약에 대한 내성이나, 부작용, 정서에 미치는 영향을 최소화하여 과민대장증후군만 선택적으로 치료할 수 있다는 이야기죠.

　약의 성분에 아미트리프틸린(amitriptyline), 이미프라민(imipramine)이나 데시프라민(desipramine) 같은 내용이 적혀있다면 이런 삼환계 항우울제라고 보시면 되고, 우울증을 목표로 하기보단 대장의 과민한 움직임을 목표로 한다는 것을 생각해주시면 되겠습니다. 다만 4주 이상 복용해야 확실한 효과를 볼 수 있고 우울증을 목표로 하는 용량을 먹으면 구강건조, 부정맥, 변비 등이 생길 수 있습니다. 물론 과민대장증후군 환자에게는 우울증에 사용될 때보다 훨씬 적은 양을 사용하니 정서적인 면이나 부작용은 크게 걱정하지 않으셔도 되고요.

삼환계 항우울제보다 덜 연구되었지만 그래도 변비형 과민대장증후군 환자에게 응용하는 항우울제도 있습니다. 선택적 세로토닌 재흡수 억제제(SSRI)가 대표적인 예입니다. 이 약의 전반적인 효능에 대한 이야기를 하자면 끝도 없고 지나치게 전문적인 이야기이니 과민대장증후군과 연관된 부분만 이야기하도록 하겠습니다. 선택적 세로토닌 재흡수 억제제는 대장의 과민함을 줄여주면서도 변비를 유발하지 않습니다. 심지어 설사를 하게끔 유도하기도 해서 변비형 환자들에게 많이 응용합니다. 대장이 팽창했을 때 통증을 덜 느끼게 해주는 것은 위의 삼환계 항우울제와 유사하지만, 대장의 운동에는 반대 효과가 있습니다. 위장관의 운동 주기를 단축시키고(더 자주, 빠르게 움직인다는 의미입니다) 음식물이 대장과 소장 내에서 빨리 지나가게끔 만들어 줍니다. 덕분에 변비 해소에 도움이 되며 통증도 함께 줄여줄 수 있습니다.

이러한 선택적 세로토닌 재흡수 억제제의 효과는 아직 연구 중인 부분이 많기 때문에 부수적인 효과나 부작용에 대한 정보는 많지 않습니다. 다만 이 역시 우울증에 사용할 때보다 적은 용량을 사용하기 때문에 큰 부담 없이 쓸 수는 있겠습니다. 사실, 정량대로 먹어도 그렇게 부작용이 심한 약물이 아니기도 하고요. 파록세틴(paroxetine), 시탈로프람(citalopram), 부스피론(buspirone)과 같은 성분이 여기에 해당한다고 생각하시면 됩니다.

세로토닌 수용체 작용제와 길항제

이름이 몹시 어렵고 사실 위의 분류와는 맞지 않습니다. 여기 해당되는 약들은 대체적으로 항경련제, 지사제, 항우울제 분류에 들어가기 때문이죠. 그럼에도 따로 분류하여 설명하는 것은 처방전에 적힌 약제 설명이 간혹 너무 어렵게 적혀있기 때문입니다. 처방전을 제대로 이해하기 위해 간단하게 따로 설명하도록 하겠습니다. 세로토닌 수용체는 우리의 신경이 작동하는 원리 중 하나이고, 이를 더 세게 작용하는 약을 쓰거나 작용을 막는 약을 써서 전반적인 신경이 과민해지거나 둔해지게끔 만드는 약들이라고 보면 됩니다. 물론 인체 전반의 신경을 둔하거나 과민하게 만드는 것은 아니고, 세부적인 종류에 따라 작용하는 곳이 다릅니다. 과민대장증후군에 사용하는 세로토닌 수용체 작용제들은 주로 5-HT_1, 5-HT_3, 5-HT_4에 작용합니다.

5-HT_1을 자극하는 약으로 부스피론(buspirone)이 있습니다. 대장이 과도하게 움직이는 것을 막아주면서 장이 팽창했을 때의 통증을 덜어주기도 합니다. 원래는 항불안제, 항우울제로 많이 활용되는 약이지만 위의 항우울제들과 마찬가지로 과민대장증후군에 응용할 수 있다고 하네요.

5-HT_3을 활동하지 못하게 하는 약이 있습니다. 위에 나왔던 알로세트론

(alosetron)입니다. 설사형 과민대장증후군에 대한 완벽한 치료제가 될 뻔했다가 장천공으로 사망자가 많이 발생하여 더 이상 사용하지 않는다고 설명해 드렸던 지사제입니다. 이와 비슷한 계통의 약물로 시란세트론(cilansetron)이라는 것이 개발되어 현재 사용되고 있는데 아직 정확한 결과는 나오지 않았으나 효과가 제법 괜찮다는 평이 있습니다.

5-HT4 촉진제는 주로 변비형 과민대장증후군에 응용합니다. 복통과 복부불쾌감을 해소해주는 효과가 있으며 변비 해소에도 도움이 된다고 하네요. 대표적인 약물로는 테가세로드(tegaserod)가 있습니다. 이는 변비형 과민대장증후군 환자에게 있어 모든 증상을 개선시키고 효과도 몹시 좋아 한 때 핫이슈가 되었던 약물입니다. 내성도 적은 편이어서 약을 길게 써도 괜찮고 장운동도 정상에 가깝게 변했기 때문에 주목받았죠. 별다른 부작용도 없어 보였고요. 하지만 안타깝게도 알로세트론(alosetron)과 마찬가지로 치명적인 부작용이 발견되면서 사용이 금지되었습니다. 심각한 심장혈관질환을 유발하는 약물로 밝혀졌다는군요.

5-HT1, 3, 4와 같은 어려운 용어나 이들이 어떤 방식으로 작용하는지는 크게 중요하지 않습니다. 그냥 항경련제, 항우울제 이 정도로만 이해해주시면 됩니다. 과민대장증후군에서는 이런 어려운 이름이 갖는 특별한 의미도 없을뿐더러 확실한 효과를 갖는 약들도 없거나, 사용 금지되었기 때문이죠. 그럼에도 이렇게 언급하는 것은 처방전이나 약제 설명을 보시다가 이런 단어가 보인다면 너무 두려워 마시고 간단하게 이해하시라는 의미입니다.

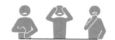

가스치료제

　과민대장증후군이나 다른 질환에서 배에 가스가 많이 차고 팽만감이 느껴진다는 증상이 나타났을 때 사용할 수 있는 약제는 거의 없습니다. 증상을 개선시키기 위해 가장 효과적인 방법은 공기연하증을 교정해주는 것 정도입니다. 공기연하증은 음식을 먹을 때 입안의 공기를 함께 삼키는 것을 의미하는데요, 이렇게 음식과 함께 들어간 공기가 헛배 부르게 하고 복부 팽만감을 줄 수 있습니다. 공기연하증의 교정은 크게 어렵지 않습니다. 음식을 천천히 먹고 꼭꼭 씹어먹으면 자연스럽게 삼키는 공기의 양이 줄어듭니다. 껌, 마른오징어처럼 삼키지 않으면서 지속적으로 씹는 음식은 입안에 기포를 형성하여 삼키게 하므로 피해주는 것이 좋습니다.

　여기에 더해 장내 가스가 더욱 많이 생기게 하는 음식들을 가려먹는 것이 좋습니다. 유제품, 과일 같은 당분을 함유한 음식이나 흔히 장에 좋다고 알려진 식이섬유가 풍부한 채소들을 먹고 복부 팽만감이 더욱 심해진다면 이런 음식들을 장내 상태에 따라 적절히 줄여서 섭취해주는 것이 좋습니다. 이러한 음식에 대한 연구가 많이 이루어져 현재는 저포드맵 식단(Low FODMAPs diet)이라 부르며, 뒤에 자세하게 설명하도록 하겠습니다.

식습관 교정 외에 배의 가스를 줄여주는 약제는 아직까지 이렇다 할 것들이 없습니다. 개중 많이 사용하는 것은 활성탄입니다. 일단 효과는 불확실하지만 부작용이 없고 가스 배출 외에 많은 장점이 있다고 소개되었기에 부담 없이 접근해보는 것입니다. 약으로는 시메치콘(simethicon)과 같은 표면 활성제를 활용하여 가스가 처리되기 쉽게 만들어줄 수는 있지만 역시나 이것도 효과가 있다고 보기에는 연구가 많이 부족합니다.

당분이 장 내에서 미생물에 의해 분해되면 가스가 많이 발생하기 때문에 당을 분해시키는 효소제를 복용하는 방법도 있습니다. 베타-포도당분해효소 용액인 비노(beano)는 복통에 영향을 주지 않으면서 가스차는 것이나 방귀를 줄일 수 있다고 하네요. 췌장효소제제는 과식 후, 특히 고지방 음식을 먹은 후에 더부룩하고 가스가 차는 것을 많이 줄여준다고 합니다. 췌장효소제제는 특별한 약이 아니라 흔히 먹는 소화제 중 몇몇 종류에 여기에 해당합니다. 약품 정보에 보면 소화효소제라고 분류되어있으며, 리파아제, 아밀라아제와 같은 성분들이 포함된 약들입니다. 단순히 생각해보면 과식한 후 배가 더부룩할 때 소화제 먹으면 쑥 내려가는 기분이 드는, 그런 상황인 것이죠. 가끔 응용할 수는 있겠지만 과민대장증후군에 일상적으로 응용할 약은 아닙니다.

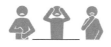

항생제

　과민대장증후군은 감염성 질환도 아니고 심한 염증이나 상처가 나는 질환도 아니기 때문에 항생제와 과민대장증후군은 전혀 관련 없어 보입니다. 앞에서 살펴본 병의 원인 중 미세한 염증이나 면역 반응의 문제가 있어 병이 온 상황이라도 항생제가 어울리는 상황은 아닙니다. 그럼 항생제는 어떨 때 활용될까요? 주로 장내 세균총의 문제가 있을 때 사용하게 됩니다.

　건강한 장에는 수많은 유산균과 유익균, 적은 수의 유해균이 살고 있습니다. 잘못된 식습관이나 다른 여러 가지 이유로 유익균이 줄어들고 유해균이 늘면, 장에 가스가 차고 설사를 자주하거나 변비에 시달릴 수 있습니다. 한 번 이렇게 유해균이 늘어나면 다시 원래대로 되돌리기는 쉽지 않습니다. 이럴 때 사용하는 것이 항생제입니다. 장 내의 미생물들을 한번 죽여 없애고 새로 정착시키는 과정을 거치는 것이죠.

　실제로 네오마이신(neomycin)을 과민대장증후군 환자들에게 사용하면 전반적으로 증상이 좀 나아진다고 하네요. 주로 복부 팽만감, 설사, 복통에 대한 증상이 줄어들었다고 합니다. 이를 토대로 좀 더 효과가 오래 지속되고 증상 개선에 뚜렷한 효과를 보이는 항생제를 연구하여 찾아낸 것이 리팍시민(rifaximin)입니다. 이 약의 장점은 약을 그만 먹어도 효과가 오랫동안 유지되고 비교적 부작용이 덜한 편이고 복용도 간편하다고 하네요. 다만 항생제 자체의 부작용이 제법 있고, 모든 과민대장증후군 환자에게 효과를 보이는 것은 아니기 때문에 모든 환자에게 일률적으로 사용되지는 않는다고 합니다.

이러한 항생제와 더불어 프리바이오틱스, 유산균제제 등을 사용하기도 합니다. 항생제를 사용하면 유익균이나 유해균을 가리지 않고 무차별적으로 없애게 되는데, 이때 유산균과 관련된 약들을 사용함으로써 유익균을 보존하는 방법이죠. 항생제에 거부감이 있거나 다른 이유로 사용하지 않는 경우에도, 프리바이오틱스와 유산균제제를 활용하여 장내 세균총을 서서히 변화시킬 수 있다고 합니다. 다만, 아직까지 과민대장증후군에서는 그렇다 할 효과가 입증되지 않았기 때문에 적극적으로 활용하지는 않고 있습니다.

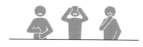

대변부피형성제제

이제부터는 변비를 완화시켜주는 약에 대한 설명입니다. 장이 변을 보고 싶게 만드는 방법이 여러 가지가 있고 각각의 약은 그런 원리를 한 가지 이상 활용하여 변의를 촉진합니다. 가장 기본적인 방법으로 대변을 보고 싶게 만들고 원활한 배변이 이루어지기 위해서는 장 내의 대변이 일정 이상 부피를 차지하고 있어야 합니다. 장에 대변이 가득하니 화장실에 가야겠다는 느낌이 오는 것이죠.

이렇게 대변의 부피를 늘려주는 대표적인 것이 섬유질입니다. 섬유질은 소화기를 거치면서 끝까지 분해되지 않고 그대로 남아있기 때문에 먹은 양 그대로 부피를 유지하여 대변의 양을 늘려줍니다. 또한 섬유질은 수분을 끌어당기는 성질이 있기 때문에 변을 촉촉하게 만들어 배변을 용이하게 도와주기도 하죠. 섬유질은 대부분 변비 환자에게서는 대변이 장에서 빨리 이동하게 만들고 배변을 돕는 요소이지만, 설사 환자에게서는 반대로 작용한다고 합니다. 장에서 지나치게 빨리 배변이 일어나는 것을 막아준다고 하네요. 이런 효과는 장이 팽창했을 때 느끼는 통증에 지나치게 민감한 반응을 보이는 부분을 해결해서 나타난다고 합니다.

이런 점만 살펴본다면 섬유질이 풍부한 음식은 설사형 과민대장증후군 환자에게 유익할 것처럼 보입니다. 하지만 다각도에서 연구한 결과 꼭 그렇지만은 않다고 결론이 나왔네요. 일부 설사형 환자에게는 분명 유효한 부분이 있었지만, 복통을 수반하고 설사가 주증상인 과민대장증후군 환자에게는 거의 효과를 보지 못했다고 합니다. 장내 대변의 부피가 늘어나는 것이 설사형 환자에게 큰 부담이 된다고 하네요.

반면, 변비형 환자나 혼합형 환자에게는 많은 도움이 된다고 합니다. 대부분의 연구 결과에서 섬유질이 풍부한 식사는 대변의 양을 늘려주고 변을 빠르게 통과시켜 변비를 호전시켰다고 하네요. 또한 변이 원활하게 지나가니 이에 따라 복통과 더부룩한 증상도 많이 좋아진다고 하고요. 이에 따라 대부분의 의사들은 변비형 과민대장증후군 환자에게 섬유질 식사를 권하고 있습니다.

섬유질 외에 대변의 부피를 늘려주는 약은 친수성 콜로이드제제나 밀기울, 차전자 같은 것을 활용하기도 합니다. 물론 식품 섭취를 교정하는 것이 훨씬 효과적이기 때문에 이런 처방을 많이 하는 편은 아니지만 처방전에 이런 내용이 적혀있다면, 변비를 교정하기 위해 섬유질이나 이와 유사한 것을 약으로 처방받았구나 생각하시면 됩니다.

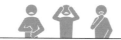

클로라이드 채널 활성제

장의 기능과 연관된 클로라이드 채널은 복잡한 과정을 거쳐 변의 굳기를 조절합니다. 간단히 설명한다면, 클로라이드는 염소를 의미하고, 클로라이드 채널은 이런 염소 이온들을 대변이 있는 쪽으로 배출하는 통로입니다. 클로라이드 채널을 활성화하면 염소 이온이 대변 쪽으로 많이 배출되고 염소 이온과 짝을 이루는 나트륨도 같이 배출되게 됩니다. 그러면 대변 쪽 삼투압이 높아지면서 대변 쪽으로 수분이 빠져나가 변이 촉촉해지게 되는 것이죠. 더욱 쉽게 이야기하면, 클로라이드 채널 활성제를 먹으면 대변이 소금 친 것처럼 짭짤해지면서 배추 절이듯 대변이 절여지며 축축해진다는 의미입니다. 축축해진 대변은 부피가 늘어나며 부드러워지기 때문에 배변이 쉬워지게 되겠죠.

과민대장증후군 환자에게 많이 사용하는 클로라이드 채널 활성제는 루비프로스톤(lubiprostone)이 있으며 실제 변비형 환자들의 치료에 효과적이라고 밝혀졌습니다. 복용도 쉬운 편이고요. 다만 부작용으로 설사나 구토를 유발할 수 있다고 합니다.

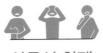

삼투성 하제

앞의 클로라이드 채널 활성제처럼 장내 대변의 부피를 늘려주고 수분을 증가시켜 변을 쉽게 나오게끔 유도합니다. 다만 삼투성 하제들은 내 몸의 소금을 꺼내 쓰는 것이 아니라 직접적으로 대장에 소금과 유사한 역할을 하는 물질들을 넣어줘서 변의 부피를 늘리고 촉촉하게 만들어주는 것이 차이점입니다. 이러한 삼투성 하제는 어떤 물질로 대변의 수분을 늘릴 것인가에 따라 염류성 하제, 당류 하제, PEG 등으로 나뉩니다.

염류성 하제는 각종 미네랄 성분을 고농도로 장에 투여하여 수분을 머금도록 유발합니다. 수산화마그네슘, 구연산 마그네슘, 황산마그네슘, 산화마그네슘, 인산나트륨 등의 성분을 활용합니다. 당류 하제는 장에서 잘 분해되지 않는 당분을 높은 농도로 투여하여 변이 수분을 머금도록 유도합니다. 락툴로오즈, 락비톨, 소르비톨, 글리세린 같은 것들이 여기 속하죠. 이외에 PEG라는 물질도 활용하는데 부작용이 거의 없고, 오래 사용해도 내성이 없어 많이 쓰인다고 합니다.

많은 종류의 삼투성 하제들이 각각의 특징이 있고 사용이 금기시되는 상황이 있습니다. 당연히 의사의 처방에 따라 복용하셔야 하며, 역시나 이런 약 각각의 자세한 기전이나 차이점은 환자 입장에서 크게 중요하지 않기에 처방전이나 약품 설명에 이런 성분이 있다면 '변비약이구나' 이렇게만 알고 계시면 됩니다.

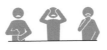

자극성 하제

자극성 하제는 앞의 다른 변비약과는 달리 대변의 부피나 수분에 영향을 적게 미치는 약입니다. 대변의 부피가 커지고 배출하기 쉬운 형태로 만들어 배변을 유도하는 것이 아니라 장을 직접적으로 자극해서 강제로 움직이게끔 만드는 약이기 때문이죠. 그래서 효과가 몹시 빠르고 사용하는 양에 따라 강력하게 나타나기도 합니다. 많은 분들이 평소에 잘 듣는 변비약으로 알고 계신 것들은 여기 해당하는 경우가 많습니다.

다만 이런 자극성 하제는 오래 사용하면 내성이 생겨 잘 듣지 않는 경우가 많고, 부작용도 상당한 편이어서 짧은 기간을 적정량만 사용하셔야 합니다. 원칙적으로는 다른 종류의 변비약이 듣지 않고 심하게 변비가 오는 경우에만 일시적으로 사용해야 하지만, 효과가 빠르고 내성이 잘 생기는 약들은 대부분 남용되는 경향이 많아 주의해주셔야 합니다.

자극성 하제는 안트라퀴논, 폴리페놀, 계면 활성제가 많이 쓰입니다. 센나, 센노사이드, 카산드라놀, 알로에, 대황, 비사코딜, 피코황산나트륨, 피마자기름 같은 이름이 적혀있다면 자극성 하제이니 복용 시 참고하시기 바랍니다.

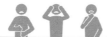

그럼 한의원에서 치료는 어떻게 다를까?

과민대장증후군의 한의학적 치료는 앞서 언급한 여러 원인과 병이 생기는 과정을 차단하는 것을 목표로 합니다. 예를 들어 감정이나 스트레스가 문제라면 최대한 이를 피하는 것을 목표로 하고, 이게 쉽지 않다면 정서적 문제와 장 활동의 연관이 되는 부분을 고치려 하는 것이죠. 이런 방식의 접근이 합리적이고 병의 근본 원인을 잡아간다는 면에서 완전 치료의 가능성을 보여주지만, 단점도 있습니다.

우선 증상이 천천히 호전된다는 점입니다. 증상에 맞춰 약을 바로바로 써주는 대증치료를 하면 약을 먹자마자 증상이 빠르게 좋아집니다. 이에 비해 원인을 찾아 치료하는 방식은 그 원인이 해소되고 병이 차차 나아질 때까지 증상의 변화가 보이지 않습니다. 과민대장증후군은 위중한 증상이 생기거나 치료가 시급한 질환은 아니지만, 이런 느린 치료는 다른 문제를 야기할 수 있습니다. 바로 의사에 대한 신뢰의 문제인데요. 약을 먹어도 증상이 바로 낫는 느낌을 받기가 어렵기 때문에 의사에 대한 신뢰가 떨어지고, 이에 영향을 받아 치료율도 함께 떨어지게 됩니다. 과민대장증후군은 환자의 심리 영향을 많이 받는 질환이기 때문이죠.

두 번째 단점은 같은 질환이지만 환자마다 다른 처방이 들어간다는 점입니다. 같은 과민대장증후군 환자더라도 비허증이냐, 기체, 이질이냐에 따라 완전히 다른 처방이 들어가게 됩니다. 심지어 같은 비허증 환자들도 개개인의 상황에 따라 또 다른 처방이 들어가게 되죠. 좋게 보면 환자 맞춤형 치료이지만 나쁘게 보면 객관화되지 못한 치료입니다. 질환에 대한 분류를 너무나도 세세하게 나누고 각각 다른 치료를 하기 때문에 과학적 연구가 이루어지기 힘듭니다. 치료에 대한 과학적 근거가 많지 않기 때문에 진료받는 환자는 불안하게 되겠죠. 의사 입장에서도 오진할 가능성이 높아지고요.

이런 단점들에도 불구하고 한의학적 치료는 과민대장증후군 치료에서 빼놓을 수 없는 도구가 되어가고 있습니다. 현대 의학에서 치료 접근을 지나치게 대증적인 것 위주로 하고 있기 때문에 원인 치료에 대한 한의학적 견해가 큰 도움이 되기 때문이죠.

그럼 이제 한의원에서 과민대장증후군 환자의 치료에 사용하는 방법과 처방, 약재에 대해 살펴보도록 하겠습니다. 앞서 설명해 드렸듯이 한의학은 의사마다 조금씩 사용하는 방법이 다르고 환자마다 적용되는 처방이나 치료가 또 달라 여기 적힌 것보다 훨씬 많은 것들을 활용할 수 있지만 대표적인 것들 위주로 알아보겠습니다.

▶ **침과 뜸** : 침은 대표적인 한의학적 치료 도구입니다. 옛날에는 수술과 상처 절개를 위한 것들도 모두 침이라 불렸지만, 요즘은 찌르는 바늘만 침이라

부릅니다. 침이 왜 효과가 있는지는 아직 과학적으로 밝혀지지 못했습니다. 앞서 설명한 경락, 경혈 이론과 관련된 위치에 침을 놓는데 이 부위들이 중추신경계와 연관되는 직접적인 연결고리가 없기 때문이죠. 혈자리가 중요 신경과 유사한 위치에 있어 침을 놓으면 신경계를 자극하는 방식으로 작동하는 것이 아닌가 생각했었지만, 실제 주요 신경계와 관련 없는 침자리들이 많아 일부만 설명되고 말았고요.

아직 밝혀지지 않은 것이야 어떻든, 침으로 인한 증상 개선 효과는 괜찮은 편입니다. 과민대장증후군의 경우 침은 주로 짧은 기간 동안의 증상 호전을 목표로 활용하게 됩니다. 복부의 통증, 불쾌감, 설사, 변비와 같은 증상을 일시적으로 완화시켜주며 소화불량도 함께 잡아줄 수 있습니다. 사실상 거의 모든 증상에 응용 가능한 것인데요, 단점이라면 이런 효과가 아주 길게 가지는 않는다는 것입니다. 길어야 일주일, 짧으면 반나절 정도 효과가 지속되고 다시 증상이 나타나게 됩니다. 물론 주기적으로 침치료를 받는다면 증상을 꾸준히 개선시킬 수는 있지만, 원인 치료나 완치를 노려볼 수 있는 치료로는 좀 부족하다고 여겨집니다.

침은 워낙 다양한 방식으로 놓을 수 있어서 한의사마다 다른 위치에 침을 놓게 됩니다. 다행히 어떤 방식으로 침을 사용해도 일정 수준 이상의 효과는 볼 수 있고요. 그중에서도 자주 쓰이는 대표적인 위치를 살펴보도록 하겠습니다.

족삼리	종아리 바깥쪽에 위치한 경혈입니다. 복통을 중심으로 소화불량, 복부 팽만감, 각종 소화기 염증, 소화기의 기능성 문제 등 다양한 증상과 질환에 활용할 수 있습니다. 과민대장증후군도 예외는 아니며 실제 가장 많이 쓰는 침자리라 생각됩니다.
곡지	팔꿈치 외측에 위치한 경혈입니다. 주로 대장에 문제가 생겨 변비나 설사, 복통 등의 문제가 일어났을 때 많이 사용합니다.
합곡	엄지손가락과 검지손가락 사이 손등 쪽에 위치한 경혈입니다. 민간 요법으로 소화안될 때 많이 주물러 주는 위치이기도 하죠. 소화기 질환뿐만 아니라 전신의 다양한 증상에 응용할 수 있는 경혈이지만, 위, 대장의 기능이 떨어지거나 체했을 때 침을 놓는 경우가 많습니다.
중완	윗배의 중앙에 위치한 경혈입니다. 보통 체형의 사람이라면 여기에 침을 깊게 놓았을 때 위장에 닿게 됩니다. 위치에서 느낌이 오듯이, 위장에서 유래한 복통, 경련, 소화불량 등의 증상에 폭넓게 활용하게 됩니다.
천추	배꼽 좌우에 위치한 경혈입니다. 이곳은 횡행결장이 지나가는 위치입니다. 천추혈은 침을 놓아 설사, 변비 등 대변의 이상이나 대장에서 기인한 통증, 팽만감 등을 치료하는 데 활용하기도 하며, 여기를 잘 눌러보아 대장의 이상을 찾는 진단 포인트로도 활용할 수 있습니다.

뜸은 말린 쑥을 가루를 내 뭉친 후 몸에 올려놓고 불을 피워 치료하는 방법입니다. 살에 불이 직접 닿게 치료하는 것을 직접구라 부르고 살과 뜸 사이에 그릇이나 종이 같은 다른 것을 두면 간접구라 부르죠. 예전에는 주로 직접구가 사용되었지만, 뜨겁고 작게 화상을 입기 때문에 최근에는 화상 자국이 남지 않는 간접구를 더 많이 응용하고 있습니다.

뜸도 침과 같은 이론 체계 하에 발전하였습니다. 침놓는 위치에 뜸을 뜨는 방식으로 치료하죠. 따라서 뜸의 효과도 침과 마찬가지로 과학적으로 밝혀진 바가 거의 없지만 증상 개선 효과는 우수하다고 여겨집니다. 특히나 여성 질환, 소화기 질환같이 복부에 위치한 장기의 질환에 대해 더욱 좋은 효과를 보이기 때문에 과민대장증후군 환자들에게도 적극적으로 활용하고 있죠.

▶ **한약** : 전통적으로 한의학적 치료는 대부분 한약을 통해 이루어집니다. 특히나 내과질환의 경우는 다른 치료도구에 비해 한약에 대한 의존도가 큰 편이죠. 과민대장증후군을 한의학적으로 치료하고자 할 때 한약을 빼놓고는 접근하기 어려울 정도입니다.

과민대장증후군에 활용하는 한약은 일시적인 증상 개선의 목적보다는 원인을 제거하거나, 병이 생기는 과정을 차단하는 목적으로 사용하게 됩니다. 앞서 설명한 비허증, 기체증 이런 한의학적 체계에 맞춰 사용하는 것이죠. 따라서 같은 과민대장증후군 환자라도 원인이 다르다고 판단되면 전혀 다른 종류의 한약이 투여되기도 합니다. 이런 치료가 잘 맞는 경우에는 과민대장증후군을 오랫동안 관해 시키거나 완치에 가까운 치료를 보여주기도 합니다.

과민대장증후군에 활용하는 한약재들은 대부분 위장관 운동을 안정시키고 신경 흥분 및 전도를 억제하며 정신을 안정시키는 효과를 갖고 있습니다. 이런 효과는 복통을 감소시키고 불편감을 낮춰주며 잔변감을 해소하는 데 도움을 줍니다. 다만 대장의 염증이나 다른 원인으로 인해 과민대장증후군과 유사한 증상이 나타날 때도 같은 한약으로 치료하기 때문에 한약을 토대로 병에 대한 이해를 넓혀가긴 쉽지 않습니다.

과민대장증후군에 자주 사용하는 처방에 대해 간단하게 설명해 드리겠습니다. 침·뜸과 마찬가지로 한약도 워낙 다양하고, 의사마다 사용하는 처방이 같지 않기 때문에 한두 가지로 이렇다 할 처방을 골라내기란 쉽지 않기에 대표적으로 많이 응용되는 몇 가지만 살펴보도록 하겠습니다.

불환금정기산	원래 세균성 이질을 치료하기 위해 만든 처방입니다. 효과가 워낙 좋다 보니 단순 식중독부터 만성 궤양성 장질환까지 설사를 하는 경우 다양한 상황에서 응용하고 있습니다. 설사형 과민대장증후군에도 많이 응용하고 있죠. 주요 작용은 염증을 완화시켜 주고 위장관의 과잉 활동을 억제해주며 장 내 수분 흡수를 촉진시켜 설사를 막아주는 역할을 합니다. 현대의 지사제와는 작용하는 방식이 달라 복부 불쾌감이나 통증을 없애주는 능력이 있지만, 심한 설사에는 전혀 효과가 없다는 단점도 있습니다.
윤장탕	만성적인 변비에 활용하는 처방입니다. 완고한 변비에 응용하기 위해 뒤에 설명할 자극성 하제, 부피형성제와 유사한 효능을 가진 한약재로 만든 처방이죠. 변비형 과민대장증후군 환자 중 변비 증상이 유달리 심한 환자에게 일시적인 증상 개선을 위해 활용하게 됩니다. 현대의 변비약과 유사한 효과를 지닌 약이라고 생각하시면 됩니다.
통사요방	원래 통사요방은 복통을 겸비한 설사에 응용하는 처방이었습니다. 현대에 와서 처방 조성을 바꿔 과민대장증후군에 맞도록 내용을 좀 변화시켰죠. 이 처방의 효과는 주로 위, 대장의 경련성 움직임을 억제하고 통증에 대한 민감도를 떨어트리는 것입니다. 여기에 스트레스나 정서적 문제가 소화기에 미치는 영향을 억제해주는 효과도 함께 갖고 있죠. 덕분에 설사형, 변비형, 혼합형 과민대장증후군에 모두 응용할 수 있는 처방이 되었습니다. 정확한 통계는 내지 않았지만 아마 과민대장증후군 환자에게 가장 많이 사용되는 처방이 아닐까 싶습니다.

과민대장증후군에 응용하는 대표적인 처방들입니다. 실제 활용되는 처방은 수십 가지가 넘으며 환자의 상태에 따라 처방을 그대로 쓰는 것이 아니

라 적당히 변형해서 쓰기 때문에 위의 처방을 그대로 응용하는 경우는 많지 않습니다. 다른 처방들도 목표로 하는 것은 위의 세 처방과 크게 다르지 않으니 약이 갖는 효과에 대해서는 비슷하게 이해하시면 됩니다. 다만 대부분의 저급 한약재가 식품으로 판매되고 있기 때문에 함부로 약재 사다가 달여드시면 독성이 있을 수 있으니 주의해주세요. 약이 조금만 바뀌어도 건강에 해를 입힐 수 있으니 꼭 처방받아 사용하십시오.

이제 이런 처방에 많이 들어가는 약재들을 간단히 살펴보겠습니다.

백출	백출은 우리나라에서 생산되지 않기 때문에 거의 중국에서 수입하거나 국내에서 많이 자라는 '삽주'라는 식물을 대체품으로 사용합니다. 장에서 수분 흡수율을 높여주고 위와 장의 감각을 덜 민감하게 만들며 소화력을 증진시켜 줍니다. 한의학적 표현으로는 비위를 강화시켜 주는 약이라고 하며, 앞에 이야기한 비허증을 고치는 대표적인 약재로 설명합니다. 과민대장증후군 환자 중 설사를 하거나 체질이 허약한 사람에게는 거의 필수적으로 사용하게 됩니다.
대황	한의학에서 가장 많이 사용하는 변비약입니다. 자극성 하제와 유사하게 작용하며 효과가 양약만큼이나 강합니다. 다만 복용 후 지속시간이 길지 않아 심한 변비를 일시적으로 풀어내는 데 주로 활용하며, 내성이 생길 가능성 때문에 만성 변비에 길게 사용하지는 않습니다. 과민대장증후군 환자에게도 자주 처방하지만 보통 하루 이틀만 복용하게끔 지도합니다.
진피	진피는 오래 묵은 귤껍질을 말하며 특별한 증상을 억제하는 약재는 아닙니다. 두리뭉실하게 소화기에 전반적으로 나타나는 대부분의 문제에 활용할 수 있죠. 한의학에서는 습담증을 해결하는 데 도움을 주는 약으로 보고 있으며, 부작용이 거의 없고 완만한 치료효과를 갖고 있어 많이 활용하게 됩니다.
시호	시호는 감기부터 정신과 질환, 소화기 질환, 간 질환까지 쓰임이 많은 약재입니다. 과민대장증후군에 응용될 때는 정서적 원인으로 증상이 많이 악화되는 경우, 담즙산에 지나친 과민성을 보이는 경우에 많이 사용됩니다. 현대인은 워낙 스트레스를 많이 받기 때문에 갈수록 쓰임이 늘고 있는 약재입니다.
작약	내장의 경련성 움직임을 막아줍니다. 앞서 대장이 경련하듯 움직이면 설사를 유발할 수 있고 이게 더 심해져서 제자리에서 경련을 일으키면 변비가 된다고 설명했습니다. 작약은 이런 지나친 경련성 운동을 막아 복통을 해소해주고 설사나 변비 양쪽 모두에 효과를 보여줄 수 있습니다. 덕분에 과민대장증후군의 치료에 가장 많이 쓰이는 약재가 되었죠.

연자	연의 꽃은 연꽃이고 뿌리는 연근이라 하고 씨는 연자라 부릅니다. 다양한 부위를 모두 활용하는 고마운 식물이죠. 연자는 주로 설사를 멎게 하는데 활용하는 약재입니다. 한의학 서적에선 직접적인 지사작용은 하지 않으며 비허증을 개선하여 설사를 멈추게 한다고 설명하고 있습니다. 또한 정서문제나 정신과 질환에도 응용할 수 있는 약재로 설사형 과민대장증후군 환자에게는 여러모로 유익하게 활용할 수 있습니다.
목향	과민대장증후군에 사용하는 대표 약물을 하나 고르라면 목향을 고릅니다. 목향은 장의 과민함을 줄여주고 경련성 움직임을 억제해주며 복통을 줄여주는 약재입니다. 작약과 마찬가지로 설사, 변비 가리지 않고 사용할 수 있으며 과민대장증후군 특유의 증상인 잔변감과 땡기는 듯한 통증을 효과적으로 잡아줍니다. 한의학적으로는 기체, 습담, 비허의 경우 모두 활용하는 약재로 설명하며 소화기의 기능성 문제에 두루 응용합니다.

이런 침과 뜸, 한약 외에도 현대 한의학이나 통합의학적 접근을 하면 더 많은 종류의 치료법을 활용할 수 있습니다. 대표적인 것이 여러 종류의 약침, 영양, 명상 치료죠. 하지만 아직은 이런 치료를 활용하는 곳이 많지 않고 잘 알려지지 않았으니 이 정도만 언급하고 지나가도록 하겠습니다.

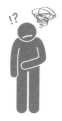

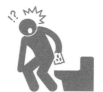

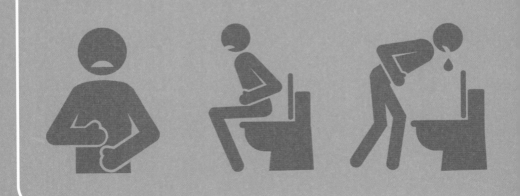

과민대장증후군,
식습관 관리로 극복하자

건강한 장을 갖기 위해 우리 스스로 할 수 있는 부분은 많지 않습니다. 그중 하나가 식생활 개선인데요, 이번 챕터에선 어떤 음식을 어떻게 먹어야 보다 건강한 생활을 할 수 있을지 자세히 살펴보도록 하겠습니다.

식습관이 과민대장증후군에 영향을 미칠까?

과민대장증후군에서 섭취하는 음식이 증상에 미치는 영향은 많이 연구되었습니다. 주로 지방이 많은 음식, 많이 맵거나 짠 음식, 섬유질이 필요 이상으로 많거나 적은 음식이 증상을 악화시킬 수 있다고 하죠. 이런 연구들은 대부분 과민대장증후군 환자의 일시적인 증상과의 연관만을 살펴본 연구들입니다. 좀 더 길게 보아 병 자체가 생기게끔 하는 식습관이나 장시간 식습관을 바꿔 병을 치료하는 연구는 아직 나타나지 못했죠. 한의학에서는 반대로 일시적인 증상에 영향을 미치는 음식에 대한 이야기는 나오지 않습니다. 대신, 병의 원인으로써 식습관을 이야기하고 있죠. 그래서 진료할 때마다 식습관에 대한 이야기를 길고 자세하게 해드리지만, 지키기 힘들어서 그런지 잘 안 따라 하시더라고요. 식습관을 바꾸지 않고도 증상 호전을 꾀할 수 있긴 하지만, 음식상으로 인해 과민대장증후군이 온 경우에는 식습관 교정 없이 고치는 것이 불가능에 가깝습니다.

한의학에서는 잘못된 식습관으로 인해 병이 오는 경우를 음식상(飮食傷)이라고 부릅니다. 잘못된 식습관이란 주로 기름지고 맛이 강한 음식을 많이 먹는 것과 빈번한 과식을 이야기하죠. 기름진 음식은 흔히 요즘 이야기하는 성인병이 오는 식습관과 같은 의미의 이야기들입니다. 튀긴 음식이나 육식 위주의 식습관을 말하죠. 맛이 강한 음식은 단맛이나 짠맛, 매운맛과 향이 강한 음식을 의미합니다. 현대적인 관점에서 보자면 설탕, 소금이 많이 들어간 음식은 성인병의 주요 원인이 되니 쉽게 이해가 되지만, 매운맛이나 향이 강한 음식은 생소한 개념일 것입니다. 한의학이 워낙 여러 요소의 균형을 중시하는 학문이기 때문에 음식에서도 균형을 강조하다 보니 나온 이야기일 수도 있지만, 위장을 비롯한 소화기 질환에서 자극적인 음식이 증상을 악화시키는 것이 충분히 가능한 이야기이기 때문에 이런 관점에서 이해할 수 있지 않을까 합니다.

빈번한 과식이 소화기에 장기적으로 부담이 되어 염증을 유발하거나 위장 기능을 떨어트린다는 이야기는 들어보셨을 겁니다. 한의학에서도 오래 전부터 이런 이야기를 해왔는데요, 주로 '식적'이라는 용어를 사용하여 설명합니다. 먹은 음식물이 소화기관에 지나치게 오래 머물며 문제를 일으킨다는 개념인데요, 직접적인 설명만으로는 장운동 저하를 의미합니다. 다만 이 식적에 대한 설명을 보다 보면 장운동 저하보다는 위염이나 만성 장염, 과민대장증후군과 같은 질환을 이야기하는 것 아닌가 싶은 내용이 많습니다. 주로 복부 불쾌감과 팽만감, 소화불량이 나타나고 설사하기도 하며 소화기 증상 외에 허리 통증이나 전신 무력감 등이 함께 나타나는 경우도 있기 때문이죠. 그래서 현대에 와서는 식적이 진짜로 음식이 머물러 있는 것을 말하는 것이 아니라, 배에 음식이 차서 안 움직이는 느낌을 이야기하는 것 아닌가 유추하고 있습니다.

과민대장증후군과 유사한 질환 중 음식상으로 인해 발생하는 질환들이 몇 가지 있습니다. 흔히 생각하는 것과 달리, 과민대장증후군의 주요한 원인이 식습관이고 스트레스나 정서적인 요인이 적게 개입하는 경우가 있을 수 있다는 것을 의미하죠. 음식의 영향은 간접적인 것이어서 당장 한두 번 먹은 것이 병에 영향을 주진 않지만, 장기간 쌓은 식습관은 영향을 줄 수 있습니다. 게다가 우리 스스로 병을 이겨내기 위해 할 수 있는 몇 안 되는 행동 중 하나가 이런 식습관 교정이기도 하고요. 먼저 우리가 먹은 음식물이 뱃속에서 어떻게 변하고 어떤 영향을 주는지 살펴볼게요.

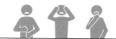

음식물 소화의 기초 알아보기

음식은 어디서 소화되기 시작할까요? 위장? 소장? 아닙니다. 바로 입안에서부터 소화되기 시작합니다. 입에서는 음식을 분해하기 위한 효소가 많이 나옵니다. 이 중 가장 유명한 것은 침에 있는 아밀라아제일 것입니다. 아밀라아제는 곡식에 많이 들어있는 탄수화물 성분들, 특히 전분 종류를 분해하는 효소입니다. 흰쌀밥을 입에 넣고 오랫동안 꼭꼭 씹으면 단맛이 느껴지는 것도 아밀라아제가 쌀을 당분으로 분해해버렸기 때문이죠.

하지만 입에서의 소화는 효소 중심이 아닙니다. 가장 중요한 소화 활동은 이로 씹는 활동이죠. 씹는 활동은 우리가 생각하는 것보다 훨씬 중요합니다. 위에서 소장으로 반쯤 소화된 음식물을 넘겨줄 때 소화된 것들의 입자가 크면 안 되기 때문이죠. 커다란 음식이 넘어오면 이로 씹으면 빠를 것을 위장이 많이 움직여서 간신히 잘게 부수고서야 장으로 음식을 넘겨주게 됩니다.

이렇게 쓸데없이 위장이 많이 움직여야 소화된다면 많은 병을 불러올 수 있습니다. 가장 흔한 것은 소화 시간이 많이 길어지게 되면서 더부룩함, 소화불량이 생기는 것이죠. 음식이 소화되면서 각 단계별로 적당한 시간을 머물러야 하는데, 한곳에 지체되면서 원치 않았던 형태로 부패되기도 하고요. 과민대장증후군 환자의 경우엔 이런 활발한 위장의 운동 자체도 문제가 될 수 있습니다. 앞에서 보았듯이, 위장은 소화기의 선두주자로 위장이 움직이면 소장, 대장이 모두 따라서 움직이기 시작합니다. 과민대장증후군 환자는 가뜩이나 대장이 과민하게 움직여서 문제인데 위장이 자꾸 움직이면서 대장을 자극하면 증상이 악화될 수 있겠죠.

잘 씹는 것이 이렇게 중요한데 뱃속에서 자동으로 씹게끔 몸이 생겼으면 참 좋았겠지만 아쉽게도 우리 몸은 입에서 의식적으로 씹게끔 만들어져 있답니다. 한국 사람들 성격도 급하고 워낙 밥을 빨리 먹는 사회문화라 쉽진 않겠지만, 과민대장증후군 환자라면 반드시 40번 이상 꼭꼭 씹어서 드시길 바랍니다. 꼭꼭 씹으면 턱 근육이 뇌를 자극해서 머리에도 좋다고 하니 일석이조겠죠?

우리가 잘 씹어서 삼킨 음식물은 식도를 거쳐 위장으로 들어가게 됩니다. 위장의 기능은 크게 세 가지로 볼 수 있습니다.

첫째는 위장이 주물주물 움직이면서 뱃속으로 들어온 음식물을 잘게 부수는 기능입니다. 마치 가죽 주머니에 음식을 넣고 손으로 주물러서 으깨는 것처럼 음식을 부수죠. 잘 안 부숴질 것 같지만 거의 안 씹고 삼킨 음식물도 작은 크기로 부술 만큼 효과적입니다. 물론 그만큼 많은 노력과 시간이 들어가서 문제지만요. 덕분에 위장은 제법 근육질이고 이 운동을 조절하기 위한 신경체계도 발달되어 있습니다. 열심히 운동하는 장기인 만큼 에너지 소모도 크기 때문에 소화시키는 것보다 중요한 일이 벌어질 때는 소화를 잠시 늦췄다 진행시켜야하기 때문이죠. 식후에 심한 긴장을 하면 위경련이 일어나는 것도 이런 활동성 때문에 나타나게 됩니다.

두 번째 기능은 단백질 분해입니다. 위장에서는 펩신이라는 소화효소가 나와 단백질을 분해하기 시작하죠. 흡수에 적당한 형태로 분해하진 못하지만 커다란 단백질 분자를 소장에서 마저 분해할 수 있도록 작은 분자로 만들어주는 역할을 합니다. 대부분의 영양소에 대한 소화는 주로 소장에서 이루어지는 반면 단백질 소화는 위장을 중심으로 이루어지게 되죠.

단백질을 소화하는 효소는 음식물의 단백질뿐만 아니라 위장 자체도 분해하려 시도합니다. 위장도 단백질로 만들어졌기 때문이죠. 그래서 위장벽에는 소화효소나 위산이 접촉할 수 없도록 뮤신이라는 코팅제가 발라져 있습니다. 덕분에 위장은 스스로를 소화시키지 못하죠. 위장에 염증이나 궤양이 생기면 쉽게 낫지 않는 이유가 여기 있습니다. 염증 부근에는 뮤신이 잘 나오지 않아 위산과 펩신에 의해 지속적으로 병변 부위가 공격받기 때문이죠. 이렇게 만성적으로 염증이 존재하면서 통증을 유발하면 위장 운동에도 이상이 오게 되고 이는 대장의 운동에도 영향을 미치게 됩니다.

세 번째 기능은 살균입니다. 우리가 먹은 음식은 아무리 위생적으로 조리해도 많은 세균과 바이러스, 기생충이 들어있기 마련입니다. 이런 유해한 미생물들을 음식이 소화되는 첫 단계에서 없애지 못하면 문제를 일으키겠죠?

그래서 위장에서는 강한 염산을 분비하여 음식물을 살균처리합니다. 다른 부분과 마찬가지로 위산 분비도 문제 생기는 경우가 많습니다. 위산 분비가 지나치게 되면 소화기가 위산에 의해 손상받아 역류성 식도염, 위염 등이 나타날 수 있습니다. 반대로 위산이 모자라도 문제입니다. 적은 위산 덕에 음식물에 있던 세균들이 죽지 않고 살아남아 위장에서부터 대장까지 염증을 일으키거나 식중독 증상을 나타낼 수 있습니다. 위장의 소화효소인 펩신은 강력한 산성 물질 속에서만 활동할 수 있는데, 위산이 부족하면 펩신도 제 기능을 하지 못해 소화불량과 이로 인한 설사를 유발할 수 있죠. 의외로 많은 분들이 위산 분비가 적어서 문제 되는데 국내에서는 이에 대한 진단이 잘 이루어지지 않고 있어 위와 같은 증상이 의심된다면 한 번쯤 자세히 진찰받아 보셔야 합니다. 보통 국내 병원에선 위산 저하증을 다루지 않는 경우가 많아서 통합의학적 치료를 다루는 곳을 가야 원하는 치료를 받으실 수 있을 겁니다. 만성적으로 설사하는 과민대장증후군 환자들 중에서도 이러한 위산 저하증을 치료하여 호전되는 환자들이 다수 있습니다.

음식물의 소화하면 떠오르는 대표적인 기관이 위장입니다. 많은 에너지를 사용하고 혈액 공급도 많이 받는 중요한 기관이죠. 위장에 문제가 생기면 전신에 그 영향이 파급될 수밖에 없습니다. 또한 위장은 책의 서두에서 살펴보았듯이 소화기 움직임을 시작하는 기관입니다. 소장, 대장, 담, 이자까지 모두 위장의 활동에 맞춰 움직이죠. 특히 대장은 위장이 움직이면 그냥 따라서 움직입니다. 대장의 운동이 문제 되는 과민대장증후군 환자의 경우 위장의 운동 또한 가벼이 볼 수 없는 것이죠. 과민대장증후군이 나으려면 건강한 위장은 필수적이기 때문에 위장에 문제가 있다면 이를 먼저 치료해주시는 것이 좋습니다.

위에서 살균, 분쇄된 음식물은 조금씩 소장으로 넘어가게 됩니다. 소장과 위장이 신호를 주고받으며 소화 가능한 만큼씩 넘겨주게 되죠. 우리가 흔히 생각하는 음식물의 소화와 흡수는 대부분 소장에서 일어납니다. 단백질, 탄수화물, 지방을 분해하는 효소가 나와 위장에서 잘게 부순 음식물을 더욱 작은 분자로 만들어버립니다. 이후 완전히 소화가 끝난 음식물 중 필요한 영양소를 흡수하는 것도 소장이 하는 일이죠. 소장은 워낙 하는 일도 많고 대장과 직접적으로 연결되어 있기 때문에 살펴볼 것이 많습니다. 하나씩 살펴보도록 할게요.

위장에서 음식물이 소장으로 넘어올 때 소장 입구 부분을 십이지장이라 부릅니다. 이 위치에서는 담즙과 이자액이 분비됩니다. 담즙은 간에서 만들어진 후 담낭에 저장됩니다. 담즙은 콜레스테롤과 같은 지방으로 구성되어 있으며 하루에 500~1000mL 정도 분비됩니다. 소장으로 분비된 담즙은 장을 통해 음식물을 따라 내려가다 대부분 소장 끝부분과 대장이 만나는 부분 근처에서 다시 흡수됩니다. 흡수된 담즙은 간으로 들어가게 되죠. 그럼 우리 몸은 왜 쓸데없이 담즙을 뿜었다 다시 흡수할까요? 담즙은 지방질의 흡수를 돕는 물질이기 때문입니다. 우리 몸은 70%가 물로 구성되었다고 하죠. 물과 기름이 섞이지 않는 것은 우리 몸속에서도 마찬가지입니다. 담즙은 일종의 유화제 역할을 해 우리 몸에 지방질이 잘 녹아 들어오게끔 도와줍니다. 마치 지방을 싣고 몸으로 들어오는 화물차와 같은 역할을 하는 것

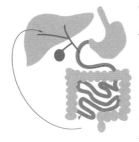

이죠. 따라서 담즙은 간과 소장 사이를 뱅글뱅글 돌아다니게 되는 것입니다.

담즙은 지방을 흡수하기 위해 분비되는 물질이기 때문에 우리가 기름진 음식을 많이 먹으면 더욱 많이 분비됩니다. 소장의 입구 근처에 지방이 얼마나 있나 확인하는 기관이 있어서 위장에서 넘겨준 음식물을 확인해보고 필요량에 맞춰 담즙을 분비토록 하는 것이죠.

대부분의 담즙은 소장의 끝부분에서 다시 흡수됩니다. 대장까지 가는 담즙은 보통 전체의 5% 미만이죠. 그런데 소장에 문제가 생기거나 지나치게 기름진 음식을 많이 먹어 담즙이 많이 분비된 경우, 미처 흡수되지 못한 담즙들이 대장으로 흘러가게 됩니다. 잃어버린 담즙은 간에서 다시 만들면 되니 큰 문제가 되진 않는데, 많은 담즙을 만난 대장은 문제를 일으킵니다. 바로 심한 설사를 유발한다는 것이죠.

대장에 많은 담즙이 들어가면 온 힘을 다해 이를 분출해버립니다. 설사를 하는 것이죠. 보통 소장의 끝부분을 수술로 제거한 환자들에게서 보이는 증상이죠. 담즙을 다시 흡수해줄 부분이 없어져서 대장으로 많은 담즙이 넘어가니까요. 과민대장증후군 환자들도 이런 상황과 연관 있습니다. 설사형 과민대장증후군 환자는 대장에서 견딜 수 있는 담즙의 양이 적어져서 보통 사람이라면 별일 없을 수준의 담즙이라도 설사를 유발할 수 있다는 것이죠. 과민대장증후군 환자분들 중 기름진 음식을 먹으면 설사가 심해지시는 분들은 이러한 담즙에 대한 과민성이 문제 되는 경우가 많습니다. 따라서 설사형 환자분들은 기름진 음식을 너무 많이 섭취해선 안 됩니다.

소장에서는 만능 소화효소인 이자액도 나옵니다. 단백질, 탄수화물, 지방을 분해하는 효소가 모두 들어있죠. 우리가 먹은 음식물은 대부분 이 이자액에 의해 분해되어 흡수된다고 생각하시면 됩니다. 이자액에 의해 소화된 음식물 중 필요한 영양소는 소장에서 흡수됩니다. 몇몇 당분들, 섬유질과 같이 이자액으로도 소화시키지 못하는 물질들과 흡수할 필요가 없는 것들은 그대로 대장으로 이동하게 되죠.

정상적으로 소화되고 흡수된 물질은 과민대장증후군에 영향을 미치지 않습니다. 더부룩함, 설사, 변비 등을 일으키는 내용물은 대부분 소화, 흡수되지 않아 장에 남아있는 것들이죠. 소장, 대장에는 많은 미생물들이 살기 때문에 흡수되지 않고 남아있는 음식물은 언제나 부패할 수 있기 때문입니다. 가공식품에 많이 들어있는 과당, 솔비톨 등이 대표적이죠. 자세한 이야기는 저포드맵 식단을 설명하며 이어가도록 하겠습니다.

소화 안 된 음식물이 항상 나쁜 것만 있는 것은 아닙니다. 섬유질은 소화되지 않고 남아 대변형성에 골격이 되어주고 수분을 머금어 변비가 생기지 않게 도와줍니다. 부족하면 오히려 변비를 유발할 수 있으니 꼭 챙겨 드시는 것이 좋습니다. 단, 설사가 심한 과민대장증후군 환자분들은 적게 드시는 것이 좋다고 합니다.

위장, 소장을 지나 대장까지 도착한 음식물은 이제 거의 쓸만한 영양소가 남지 않았습니다. 대장의 흡수 기능은 사실 남는 것 정리하는 수준의 능력이죠. 소장에 비해 하는 일이 많지 않지만, 이런저런 병이 많이 생기는 장기입니다. 과민대장증후군이 발생하는 위치니까 좀 더 자세히 살펴보도록 하겠습니다.

대장은 주요 영양소인 탄수화물, 지방, 단백질을 소화하거나 흡수하는 기관이 아닙니다. 아주 적은 양을 하긴 하지만, 몸에 아무런 영향을 주지 않는 수준이죠. 대장은 주로 대변을 만들어내는 일을 합니다. 소장에서 넘어온 음식물(이젠 더 이상 음식이라 부르기 어려운 모습이지만)을 우리가 아는 대변의 형태로 만드는 일을 하죠. 보통 소장에서 넘어온 것은 수분이 많이 함유되어 거의 죽과 같은 모습을 하고 있습니다. 대장은 여기서 수분을 빨아내서 단단한 변으로 만들어내죠. 그리고 사람은 아무 때나 배변을 하면 안 되기 때문에 화장실에 갈 때까지 대변을 저장하고 있습니다.

대장이 수분을 흡수하고 대변을 저장하는 과정에서 많은 일이 벌어집니다. 대장에는 무수히 많은 미생물들이 살고 있고 이들은 사람이 소화, 흡수하지 못하는 영양소들을 이용해서 에너지를 얻습니다. 이런 미생물들이 장에 머물고 있는 대변을 조금씩 분해하여 자신들은 에너지를 얻고 사람에게는 비타민을 공급해주기도 하죠. 일부 미생물들은 대변을 분해하면서 사람에게 해로운 독소를 뿜어내기도 합니다.

이런 미생물들이 활동할 땐 필연적으로 가스가 발생하기 마련입니다. 변비가 있어 장에 대변이 지나치게 오래 머물게 되면 미생물이 많이 활동해서 복부 팽만감을 느낄 수 있죠. 또한 장내 미생물 중 가스를 많이 만드는 균이 많이 자랐다면 자꾸 헛배가 부르고 배가 빵빵해지는 느낌을 받을 수 있습니다. 설사 환자도 복부 팽만감이 나타날 수 있는 이유이죠.

대장은 흡수도 하지만 점액질을 분비하는 기관이기도 합니다. 어느 정도 단단해진, 이제는 흡수할 필요가 별로 없는 대변이 지나가야 하기에 일종의 윤활제를 장 내부에 발라놓는 것이죠. 문제는 이런 점액 분비가 급격히 증가하면서 설사를 유발하기도 한다는 점입니다. 장 내에 해로운 무언가가 발견되어 설사로 내보내기 위해 일부러 물을 뿜어내서 씻는 활동을 하는 것이죠. 설사형 과민대장증후군 환자는 이런 기능에도 이상이 와서 크게 위험한 상황이 아닌데도 자꾸 분비를 한다거나, 배에서 물 흐르는 소리가 날 수 있습니다.

대장의 항문 쪽 끝부분은 직장이라 불립니다. 이 부분은 배변을 하기 위한 일종의 승강장 같은 곳이죠. 직장으로 대변이 일정량 들어오게 되면 화장실 가고 싶다고 느끼게 됩니다. 그리고 정상적인 배변 활동을 하고 나면 직장 내 대변이 남지 않아 마려운 느낌이 사라지게 되죠. 앞에서 살펴보았듯이 과민대장증후군 환자는 직장의 감각이 이상해져서 안에 대변이 없어도 있는 것처럼 느껴집니다. 이런 느낌은 실제 우리가 먹은 음식이나 변비, 설사와는 상관없는 부분이기도 하고요.

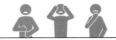

들어는 보았나, 저포드맵 식단

저포드맵 식단(Low FODMAPs diet)은 과민대장증후군 환자의 치료를 위해 호주에서 연구된 식단입니다. 의료 연구계의 주축인 미국과 유럽에서 개발된 것이 아니기 때문에 연구되는 속도도 늦고 우리나라에 적극적으로 알려지지 못했죠. 과민대장증후군 환자의 치료에 절대적인 식단은 아니지만 가장 합리적이고 과학적인 방법으로 접근한 식단이기 때문에 상세히 설명해드리도록 하겠습니다.

저포드맵 식단은 이름이 어려워 보이지만 사실은 쉬운 이야기입니다. 우리가 흔히 알고 있는 '혈압이 높으면 소금을 적게 먹어라', '고지혈증이 있으면 기름진 고기를 적게 먹어라' 뭐 이런 내용과 유사한 이야기죠. 저포드맵 식단은 기름이나 소금 대신 '포드맵(FODMAPs)'을 적게 먹으라는 식단입니다. 포드맵은 'Fermentable Oligo-, Di-, Mono-saccharides And Polyols'의 약자로, 장내에서 발효되기 쉬운 올리고당(oligosaccharides), 이당류(disac-charides), 단당류(monosaccharides) 그리고 폴리올(polyol)을 뜻합니다. 쉽게 설명하면, 먹고 나면 뱃속에서 소화되지 않고 미생물에 의해 발효되는 당분을 의미합니다. 저포드맵 식단은 이러한 성분들이 함유된 음식을 적게 먹으라는 식단이죠. 그럼 어떤 음식을 조심해야 할까요?

포드맵은 사과, 망고, 아보카도, 체리, 과일 통조림, 과일주스, 수박, 우유, 유제품, 아스파라거스, 브로콜리, 양파, 마늘, 밀, 버섯, 사탕수수, 가공음료 등에 많이 들어있습니다. 혼란스럽게도 흔히 생각하는 건강식품이 피해야 할 식품이 되었네요. 왜 그럴까요? 위에 적힌 음식에는 발효되기 쉬운 당류가 많이 있습니다. 보통 발효되기 쉬운 당이 많으면 장내 미생물이 건강하게 자라고 배변을 용이하게 도와주기 때문에 건강에 이로운 식품이라 이야기하는 것이죠. 하지만 과민대장증후군 환자에게는 이런 것들이 증상을 악화시킬 수 있습니다.

우리가 먹은 음식은 위, 소장을 거쳐 대장으로 가게 됩니다. 이 과정에서 영양 성분의 대부분은 소장을 지나면서 흡수되게 되죠. FODMAPs는 우리가 섭취하였을 때 소화, 흡수되지 못합니다. 대장에 먹은 양의 일부(혹은 전부)가 남아있게 됩니다. 이때, 발효가 잘 안 되는 식품들은 대장 내에서 그대로 있다가 화장실을 향해 나아가게 되지만, 발효가 잘되는 식품들은 대장 내에서 발효가 일어나게 됩니다. 밖에 내어둔 음식물 쓰레기처럼, 우리 장 내에서 발효되기 시작하는 것이죠.

장내에 살고 있는 유산균들도 먹이가 필요합니다. 유익균이나 해로운 균이나 모두 당분을 먹이로 활용하죠. 우리가 먹은 대부분의 당분은 소화, 흡수해버려서 장내 세균의 먹이가 되지 못합니다. 우리가 소화시키지 못하는 포드맵만 먹이가 되는 것이죠. 건강한 장을 지니신 분들은 이러한 당분이 많은 음식을 드시는 것이 장에서 기르고 있는 이로운 유산균에게 먹이를 주는 행동이 됩니다. 그래서 포드맵이 포함된 음식들은 유익균이 자라는 데 도움을 주고, 이런 식품에 들어있는 다른 영양소 또한 훌륭하여 건강식품으로 권장되고 있습니다. 다만, 문제는 장내에서 발효가 일어나는 것을 참지 못하는 장을 가진 사람이 있다는 겁니다.

크게 두 가지 원인이 발효를 참지 못하게 만듭니다. 첫째는 가스입니다. 뭐든지 발효, 부패하게 되면 냄새가 나죠. 즉, 기체가 만들어집니다. 포드맵도 마찬가지로 장내에서 발효되면 가스를 만들게 됩니다. 과민대장증후군의 특징 중 하나는 대장이 팽창하는 것을 버틸 수가 없다는 것이었죠. 대장 내에서 발효가 일어나면서 가스가 생성되고, 풍선처럼 대장이 부풀어 오르기 시작하면(과장된 표현입니다) 보통은 방귀를 뀌고 시원하다고 생각하면 끝이지만, 과민대장증후군 환자는 복통, 설사가 일어나게 됩니다.

둘째는 삼투압입니다. 대장 안쪽 대변이 있는 곳에 당분이 있으면 삼투압이 올라갑니다. 이에 대변이 물을 머금고 촉촉하게 됩니다. 마치 설탕에 절인 과일에서 물이 나오는 것처럼요. 물을 머금은 대변은 보통 사람에겐 단지 힘 덜 쥐도 되는 편안한 배변을 선물하는 좋은 친구이지만, 과민성 대장증후군 환자에게는 장을 자극하는, 역시나 복통 설사를 유발하는 존재가 됩니다.

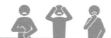

저포드맵 식단(Low FODMAPs diet) 이해하기

　그럼 포드맵에는 어떤 것들이 있는지 자세히 알아보도록 하겠습니다. 포드맵은 장내에서 발효되기 쉬운 올리고당(oligosaccharides), 이당류(disaccharides), 단당류(monosaccharides), 그리고 폴리올(polyol)을 뜻합니다. 이 의미는 모든 종류의 올리고당, 이당류, 단당류, 폴리올이 포드맵에 속한다는 의미가 아닙니다. 이들 중 발효되기 쉬운 일부 당을 지칭하는 것입니다. 저도 처음에는 오해했어요.

　포드맵의 첫 번째는 올리고당입니다. 보통 설탕 대용으로 사용됩니다. 설탕이 몸에 해로우니 건강에 좋은 올리고당을 많이들 사용하시더라고요. 설탕에 비해 칼로리가 1/4밖에 되지 않으면서 단맛은 똑같이 냅니다. 더군다나 다른 당류에 비해 혈당도 천천히 올라가는 편이고요. 심지어 장 내에 몸에 유익한 비피더스균을 잘 자라게 해주니 건강식품으로 주목받을만합니다. 올리고당은 아스파라거스, 근대, 브로콜리, 양배추, 양파, 파, 콩, 사과, 복숭아, 감, 수박, 피스타치오에 많이 들어있습니다. 하지만 주 섭취 경로는 요리할 때 넣는 올리고당이죠. 과민대장증후군을 가지신 분들은 요리할 때 올리고당 대신 메이플 시럽이나 그냥 설탕을 쓰시는 것도 괜찮겠습니다. 단맛 내는 건강한 감미료 중에 저포드맵 식단에 어울릴 만한 것이 별로 없어서요.

포드맵의 두 번째는 이당류입니다. 구조적으로 단당류 두 개가 모여서 이당류라고 부릅니다. 우리가 주로 섭취하는 이당류에는 자당(서당), 맥아당, 유당이 있습니다. 자당은 그냥 설탕입니다. 여러모로 몸에 안 좋다고 소문났지만, 설탕은 포드맵에 해당되지 않는다고 합니다. 설탕 대용으로 올리고당을 쓰면 건강에 좋다고는 하지만, 올리고당은 저포드맵 식단에 상반되는 음식입니다. 그래서 과일을 갈아 넣어 단맛을 내려 하지만, 아쉽게도 대부분의 과일이 포드맵에 속합니다. 이것저것 제외하면 메이플 시럽 정도가 최선이라네요.

맥아당은 씨앗이 발아할 때 생기는 당류입니다. 연구자마다 약간 차이는 있지만 대부분 포드맵(FODMAPs)에 속한다고 판단합니다. 맥아당이 들어있는 식품으로는 대표적으로 보리 싹 틔운 맥아가 있죠. 이 맥아로 맥주도 만들고 위스키도 만들고 다른 주류 발효 과정에 쓰기도 하고 엿기름 내서 식혜 삭힐 때도 사용합니다. 특히 맥주는 탄산에 맥아당까지 있어 과민대장증후군 환자에겐 치명적이죠.

유당은 포드맵 보다 유당 불내증이라는 증상으로 더 유명합니다. 우유, 젖에 많이 들어있는 당분으로 우유 마시면 설사하는 분들 중 많은 분들이 유당을 소화시키지 못해 그렇습니다. 과민대장증후군 환자들은 거의 대부분 우유에 대한 민감함을 보이고요. 그것도 그럴 것이, 애초에 유당은 대장

내에서 발효되어 배변 활동이 미숙한 아이들의 배변 활동을 자극하는 목적으로 존재합니다. 그래서 우유는 저포드맵 식단에서 가장 금기시되는 식품이죠.

포드맵의 세 번째는 단당류입니다. 단당류는 이름처럼 구조가 단순합니다. 포도당, 과당, 갈락토스가 있죠. 포도당은 포도에 많이 있습니다. 탄수화물을 구성하는 가장 기본단위고, 대부분의 에너지 영양소는 포도당의 형태로 체내 흡수됩니다. 흡수가 안 되고 대장에 머물러야 포드맵 아닌가요? 네, 포도당은 저포드맵 식단에서 피해야 할 당류가 아닙니다. 갈락토스(혹은 갈락토오스)도 이 자체로는 피해야 할 당류가 아닙니다만, 유당을 먹은 후 몸속에서 분해되면 나오는 당분이라 유당을 제한하면 어차피 제한되겠네요.

단당류 중에는 과당이 가장 문제시됩니다. 사과, 배, 수박 등 수많은 과일에 풍부하게 함유되어 있고 강한 단맛을 냅니다. 꿀에도 많이 포함되어있습니다. 특이하게 양파와 마늘에도 잔뜩 들어있다고 하네요. 하지만 과당이 가장 풍부한 것은 음료수입니다. 흔히 과민대장증후군 환자분들은 탄산만 조심하고 일반 음료나 주스는 편하게 드시는데, 사실 탄산 못지않게 과량의 과당이 큰 해가 됩니다. 음료를 선택하실 때 '액상과당'이 없는 것을 고를 수 있도록 꼭 확인하세요.

포드맵의 네 번째는 당알코올입니다. 이름이 이래도 알코올은 아닙니다. 소르비톨, 자일리톨, 만니톨 등이 있죠. 소르비톨은 사과, 복숭아, 일부 해조류에 들어있습니다. 여러 가공식품을 만들 때도 많이 넣는다고 하네요. 치약, 화장품 뒷면을 자세히 읽어보시면 간간이 볼 수 있습니다.

자일리톨은 껌으로 유명하죠. 일상적인 식품에는 별로 안 들어있고 대부분 식품 첨가물로 섭취됩니다. 치아 건강과 변비에 좋다고 해서 건강을 생각하는 가공식품에 많이 있습니다.

만니톨은 천연 상태로는 버섯, 다시마에 들어있습니다. 만니톨로 약을 만들어 사용하면 이뇨제가 된다고 하네요. 이러한 당알코올 세 가지는 모두 과민대장증후군 환자뿐만 아니라 장이 건강한 사람들도 과량 복용하면 설사를 할 수 있습니다.

포드맵이 들어있는 식품에 대해 알아보았습니다. 모두 공통적으로 장내에서 발효되기 쉬운 당분을 갖고 있지만, 실제 우리가 그 식품을 접했을 때 눈에 띄는 공통점이 없어 기억하기가 어렵습니다. '기름진 고기'라던가 밀가루 음식, 튀긴 음식, 짠 음식 이런 식으로 명쾌하게 우리가 눈으로 보고 맛보았을 때 알아낼 수 있어야 하는데 말이죠.

사실 아직까지 포드맵과 과민성 장 증후군에 미치는 영향이 완벽하게 입증된 것도 아니고 여러 식품들에 포드맵이 얼마나 들어있는지 조사를 확실하게 끝낸 것도 아닙니다. 다만, 일반적인 상황에서 식품에 대한 영양을 조사할 때 알게 된 성분들을 기준으로 나눠놓은 것이죠. 그래서 연구 기관마다, 병원마다 기준에 따라 위험군이 조금씩 다르기도 합니다. 일단 최근 연구들을 바탕으로 포드맵이 많이 들어있는 식품과 그렇지 않은 식품을 부록에 실었습니다.

표로 정리해도 음식의 종류가 너무 많고 전부 외워서 실천하려 해도 음식 사이의 일관성이 없어 쉽게 외워지지도 않습니다. 과민대장증후군 환자들이 쉽게 접근할 방법이 없을까요? 저포드맵 식단을 쉽게 적용할 수 있는 방법을 제안합니다.

① 일단 유제품을 피해주세요
우유, 버터, 치즈, 요구르트… 단, 유당 제거한 우유나 유제품은 비교적 괜찮습니다. 저포드맵 식단 때문이 아니더라도 과민대장증후군 환자에게는 유제품이 잘 안 맞는 경우가 많습니다.

② 과일을 가려서 먹는 것이 좋습니다
이전에 살펴본 것처럼, 과당이 포드맵의 중심적인 위치에 있습니다. 위의 저포드맵 식단 리스트를 외울 필요는 없지만, 먹어도 되는 과일들을 몇 가지 기억하시고 그것만 드셔주세요. 대부분의 과일은 과당을 함유하고 있기 때문에 과당 없는 과일을 기억하시는 것이 빠를 것입니다.

③ 곡류는 쌀이 좋습니다
쌀을 제외한 다른 잡곡들은 영양도 풍부하지만 포드맵도 많은 경우가 많습니다. 물론 전체적인 건강을 위해 잡곡밥이 좋긴 하나, 과민대장증후군으로 설사가 심할 경우 곡식은 쌀만 드셔주세요. 물론 밀가루 음식도 피해주시면 좋습니다.

④ 술은 가급적 마시지 않습니다

저포드맵 식단에선 맥주, 포도주를 제외하고 다른 주류는 나쁘지 않다고 봅니다. 다만, 알코올 자체가 위점막에 자극을 많이 주기 때문에 과민대장증후군 환자분들은 피하실수록 좋습니다. 사회적인 이유로 술을 꼭 드셔야 하는데 마실 술의 종류를 고르실 수 있다면, 막걸리, 소주 드시는 것을 추천합니다. 특히 막걸리는 비교적 저 알코올에 쌀이 주성분이며, 화학 첨가물도 아스파탐(저포드맵 식단에 사용 가능합니다)을 활용하여 장에 부담이 적은 편입니다.

⑤ 액상과당을 조심하세요

저포드맵 식단의 핵심입니다. 탄산음료뿐만 아니라 다른 음료에 들어있는 액상과당도 조심하세요. 무설탕, 저칼로리 음료, 과일 주스라고 꼭 건강에 좋은 것만은 아닙니다. 단맛을 내는 첨가제 대부분이 포드맵이기 때문에 반드시 피해주세요. 그냥 마실 것은 마음 편하게 물, 블랙커피, 녹차, 홍차(연하게 한 잔)만 되는구나 생각해주세요.

저포드맵 식단은 절대적인 것이 아닙니다. 이 식단 목록대로 먹는다고 과민대장증후군이 낫는 것도 아니고 안 지킨다고 병이 악화되는 것도 아닙니다. 앞서 설명했듯이 장내 가스를 줄이고 삼투압을 낮추는 것이기 때문에 병의 원인과는 아무런 연관이 없습니다. 일시적인 증상의 호전을 꾀하는 방법이기 때문에 너무 의존하거나 못 지킨다고 스트레스받지 마세요. 평상시 위의 사항을 적당히 지켜주시면서 특별히 드시고 싶은 것이 있다면 목록에서 확인 후 위험한 음식이라면 조금만, 괜찮은 음식이라면 많이 드셔도 됩니다.

술과 액상과당, 올리고당, 우유만 엄격하게 제한해주시면 됩니다.

　과민대장증후군 증상이 심해진 상황에서는 외식을 금하고 가정에서 음식 조리 시 단맛 나는 감미료를 빼주시고, 과일, 잡곡, 밀가루 음식을 모두 피해주세요. 추가적으로 위의 표에 해당되는 음식을 전부 피해주시면 더욱 좋습니다. 증상이 어느 정도 진정될 때까지만요. 대부분의 질환들이 그렇듯이, 과민대장증후군도 좋아졌다가 나빠졌다가 그럽니다. 한참 나쁜 시기를 잘 넘기기 위한 방법으로만 활용하셔도 괜찮습니다. 맛있는 음식이 세상에 널려있는데, 마음대로 먹지 못하면 너무나도 큰 스트레스니까요.

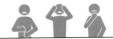

과민대장증후군을 이기는 식습관

앞선 글들을 통해 우리 몸은 어떻게 음식을 소화시키고 흡수하는지, 그리고 어떤 것들이 문제를 일으키는지 살펴보았습니다. 이런 내용을 통해 이미 많은 힌트를 얻으셨겠지만, 보다 자세하게 실천 가능한 방법을 살펴보도록 하겠습니다. 직접 진료할 때도 많이 추천해 드리는 방법이니 한 번쯤 실천해보세요.

▶ 천천히 꼭꼭 씹기
음식을 꼭꼭 씹어먹으면 위와 소장의 부담을 크게 줄여줄 수 있습니다. 앞서 설명했듯이 음식물의 크기가 크다면 절대 내려보내지 않고 다 부숴질 때까지 위장이 움직여서 부수기 때문이죠. 음식을 잘 씹어먹는다면 위장의 운동을 줄여줄 수 있고, 이에 따라 소화기 전체의 과도한 움직임도 예방해줄 수 있으며, 우리가 음식을 삼킬 때 음식과 함께 넘어가는 공기를 많이 줄여줄 수 있습니다.

공기를 적게 삼키기 위한 방법은 몇 가지 더 있습니다. 또한 직접적으로 가스를 만들어내는 탄산수나 탄산음료를 피해주세요. 그리고 껌을 씹는 것도 작은 공기방울을 많이 만들어 지속적으로 삼키게 되기 때문에 피해주시는 것이 좋습니다. 빨대를 사용하여 음료를 마시는 것도 해롭다고 하네요. 이런 큰 신경 안 쓰고 하는 행동들이 뱃속의 가스를 증가시킬 수 있으니 조심해주셔야겠습니다.

▶ 아기 이유식처럼 음식을 순하게
과민대장증후군은 장의 민감도가 높아지면서 생기는 질환입니다. 살짝만 건드려도 발작적으로 반응하는 상황인 것이죠. 이런 상황에서 지나치게 매운 음식이나 술과 같은 것으로 장을 강하게 자극하면 증상은 더욱 악화되기 마련입니다. 과민대장증후군 환자라면 매운 음식, 지나치게 차거나 뜨거운 음식, 술, 익히지 않은 음식 등 장에 자극을 줄 수 있는 음식은 피해주시는 것이 좋습니다.

매운 음식은 설사형 환자에겐 바로 효과를 보이기 때문에 이미 병원에 오시는 설사형 환자분들은 매운 음식을 피하고 계십니다. 변비형 환자분들 중 일부는 매운 음식을 먹어야 변을 본다고 하시는 분도 계시는데, 이런 효과는 갈수록 내성이 생기면서 더욱 강한 자극을 줘야 변이 나오게끔 될 수 있으니 주의하셔야 합니다. 매운맛에 내성이 많이 생기신 분들은 배변을 위해 지나치게 매운 음식을 많이 드시는 경우가 생기는데, 이는 위나 장에 염증을 유발하는 원인이 될 수 있으니 조심하셔야 하고요.

익히지 않은 음식도 장에 자극이 많이 되는 음식입니다. 불에 조리한 음식은 소화시키기 좋게 적당히 파괴되어 있죠. 음식에 살아남은 균도 거의 없어 우리 몸이 음식에 반응할 것이 별로 없습니다. 반대로 날음식은 소화가 느리게 되면서 뱃속에서 오랫동안 머물게 되고, 살아있는 여러 균을 갖고 있기 때문에 장에서 면역 반응도 일으킬 수 있습니다. 맛이 자극적이지 않더라도 장에는 자극적일 수 있는 것이죠. 꼭 생선회나 육회가 아닌 채소도 기왕이면 익힌 것을 드시는 것이 좋습니다.

사실 다른 것보다 자극적인 음식을 피하는 부분이 가장 지키기 어려운 생활 습관입니다. 과민대장증후군 환자는 일단 저포드맵 식단을 위해 단맛이 나는 음식을 대폭 줄이고, 담즙에 반응하는 대장의 특성 때문에 기름진 음식도 배제합니다. 그리고 날 것, 매운 음식을 못 먹게 하면서 위장 보호를 위해 짠 음식도 먹지 않도록 하죠. 음식에서 맛을 내는 중요한 요소를 한 가지도 사용하지 못합니다. 결국 아기들 먹는 이유식과 같은 음식만 먹고 살라는 이야기가 되죠.

많은 환자분들이 이런 식생활을 말씀드려도 잘 지키시지 않습니다. 언제 나을지도 모르는 병인데 계속 참고 안 먹는다는 것이 쉬운 일은 아니죠. 게다가 이런 식습관을 잘 지킨다고 병이 완전히 낫는 것도 아니고요. 음식 조절은 증상이 나빠지는 정도를 줄이는 수준이니까요. 그래서 전 환자분들에게 그냥 드시고 싶은 대로 편하게 음식을 드시되, 증상이 악화되는 시기에는 식단을 철저히 지켜주라고 말씀드립니다. 지키지 못할 이야기로 스트레스받느니 당장 내 몸이 안 좋아서 스스로 지킬 의지가 생길 때 하는 것이 좋죠. 물론 음식 섭취가 치료에 핵심적인 요소라면 그럴 수 없겠지만, 음식이 미치는 영향이 그렇게까지 크진 않으니까요.

▶ **섬유질 이렇게 먹자**

섬유질이 장에 좋다는 것은 누구나 아는 상식입니다. 하지만 과민대장증후군 환자에게 섬유질은 항상 좋다고만은 할 수 없답니다. 과민대장증후군은 대장의 감각이 지나치게 예민해지는 경우가 많아 대장 내에서 딱딱한 형태를 유지하고 있는 섬유질은 통증을 불러올 수 있기 때문이죠. 특히 통증과 함께 설사를 하는 설사형 과민대장증후군 환자들은 섬유질을 지나치게 먹는 것을 조심하셔야 합니다. 단, 우리가 흔히 생각하는 채소에 많은 섬유질이 아닌, 물에 녹는 가용성 섬유소는 설사형 환자들도 일부러 피할 필요는 없습니다. 가용성 섬유소는 섬유질과 일부 비슷한 역할을 하긴 하지만, 딱딱한 형태가 아니어서 장을 자극하지 않기 때문이죠.

반대로 변비형 과민대장증후군 환자들에게는 섬유질이 풍부한 식단을 권장합니다. 앞에서 설명해 드렸듯이 대장의 운동성이 떨어져 생기는 변비와 달리 과민대장증후군 환자의 변비는 장의 움직임이 지나치다 못해 쥐가 나듯 경련을 일으켜서 생기는 경우가 흔합니다. 이런 과정을 생각해보면 섬유질이 장을 자극해서 더 경련이 심해지면 어떻게 하나 걱정되실 수도 있는데, 실제 그렇지 않다고 합니다. 다른 변비와 마찬가지로 대변이 오래 머물면 수분이 과도하게 흡수되어 단단해지기 마련인데, 섬유질은 수분을 머금고 있으면서 대변을 무르게 유지시켜 주는 역할을 해준다고 하네요. 배변 시 덜 단단한 대변은 통증을 줄여주고 보다 쉽게 변을 볼 수 있게 도와줍니다.

섬유질은 과일, 채소, 곡식에 풍부하게 존재합니다. 수용성 섬유소는 우리가 맛보거나 눈으로 봐서는 구분할 수 없지만 섬유질은 먹어보면 알 수 있죠. 채소의 질깃하고 잘 안 끊어지는 실과 같은 것들이 섬유질입니다. 채소의 줄기 부분, 뿌리 부분에 특히 많고 과일이나 곡식의 껍질 부분에 주로 들어있습니다. 자신의 증상에 맞춰서 변비가 있으시다면 이런 섬유질 있는 것들을 많이 드시고, 설사를 하신다면 과일의 껍질을 벗기고 드시는 방법 등으로 섬유질 섭취량을 줄이는 것도 좋습니다.

▶ 저지방식단

담즙이 대장의 운동을 항진시켜 과민대장증후군 증상을 악화시킨다는 것을 기억하시나요? 이를 이용하여 과민대장증후군의 증상을 완화시키려면 담즙이 적게 배출되게 해주면 됩니다. 담즙은 주로 지방을 소화, 흡수시키기 위해 소장으로 배출됩니다. 따라서 우리가 지방이 많이 포함된 음식을 섭취하면 담즙의 분비도 함께 늘어나게 되죠.

많은 연구에서 실제로도 지방이 많은 음식을 섭취하면 과민대장증후군 증상이 심해진다고 밝혀졌습니다. 복통이 증가하며 설사형 환자의 경우 설사의 빈도가 늘어나게 됩니다. 이런 현상은 사실 너무나도 명확해서 많은 환자분들이 몸으로 체득해서 알고 계신 경우도 많죠. 대표적으로 "삼겹살만 먹으면 설사해요"와 같이 기름진 고기를 먹고 속이 더 안 좋아진다고 표현하시는 분들입니다.

대부분의 과민대장증후군 환자분들이 이런 담즙에 대한 지나친 민감성을 갖고 있습니다. 이에 따라 저지방식은 과민대장증후군 환자 식단에 가장 우선적으로 활용되고 있죠. 물론 지방을 소화시키지 못하는 상황은 아니기 때문에 많이 제한할 필요는 없습니다. 보통 1일 40~50g 정도의 지방 섭취를 권장하고 있습니다. 또한 음식으로 꼭 섭취해줘야 하는 필수 지방산들이 많이 있기 때문에 지방을 완전히 배제하지 마시고 '기름지지만 않게' 드셔주시면 충분하다고 생각됩니다.

▶ 물을 적당히 마시자

'건강을 위해 꼭 해야 하는 일'하면 떠오르는 것이 운동과 물 마시기입니다. 많은 책에서, 티비에서 하루 8잔 이상의 물을 마시는 것이 좋고 현대인은 대부분 만성적인 수분 부족 상태라고 이야기하죠. 다른 질환들처럼 과민대장증후군에도 물을 마시면 도움 될까요?

정답은 '상관없다'입니다. 물을 적게 마셔서 수분이 부족한 상황이어도 과민대장증후군이 심해지진 않으며 물을 넉넉하게 마셔도 과민대장증후군이 나아지진 않습니다. 물론 변비형 환자의 경우 수분 섭취가 많이 부족하면 변비가 심해질 수는 있겠지만 의식적으로 목이 마르지 않은데도 물을 찾아서 마실 필요까진 없습니다. 오히려 설사형 환자의 경우 지나친 수분 섭취는 위와 장에 부담을 줄 수 있어 권장하지 않는 편이고요.

현대인은 보통 수분이 부족해질 가능성이 높지만, 그렇다고 목이 마르지 않은데 억지로 많은 양의 물을 마실 필요는 없습니다. 특히 설사형 환자분들은 설사로 잃어버린 수분을 보충하기 위해 억지로 물을 마시는 경향이 있습니다만 오히려 증상이 나빠질 수 있으니 주의해주셔야 합니다. 목이 마르면 그때 물을 마시는 것으로 충분합니다. 진짜 물이 많이 부족하면 우리 몸에 있는 갈증 중추가 알아서 물을 찾게 만들어 줄 것입니다. 단, 물을 마시고 싶을 때, 물을 드셔주세요. 주스, 탄산수, 탄산음료, 이온음료 같은 것들은 과민대장증후군을 악화시키는 요인입니다.

과민대장증후군에 도움되는 영양제

　과민대장증후군이 병원에서 잘 치료되지 않다 보니 자연스레 환자들은 건강기능식품이나 영양제를 찾아다니기 시작합니다. 이런 고객층이 탄탄하다 보니 많은 업체들이 과민대장증후군을 타겟으로 제품을 내놓고 있죠. 많은 제품들이 실제로 좀 도움이 되며 영양제의 기능을 적절하게 설명해주고 있지만, 별 효과도 없는 제품을 과장해서 판매하는 것들도 많이 있습니다. 제가 추천하는 영양제는 유산균, 비타민D, 비타민B군, 오메가-3 정도입니다. 지금까지 진료하면서 적극적으로 활용해왔고 다방면에서 도움되는 것을 확인한 것들입니다. 게다가 과학적으로 과민대장증후군에 대해 어느 정도 효과가 있음을 입증받은 영양소들이죠.

▶ 유산균, 특히 유제품은 어떻게 할까

　과민대장증후군의 원인 중 하나로 꼽히는 것이 장내 세균총 문제입니다. 그래서 최근에는 유산균 제제를 이용하여 장내 세균을 정상화시키는 방법으로 치료를 꾀하고 있죠. 유산균은 마치 한 종류의 균인 것처럼 부르지만 실제로는 셀 수 없이 많은 종류의 균을 묶어서 부르는 말입니다. 이 중에서 효능이 널리 알려지고 치료 목적으로 활용되는 균만 수십 가지가 넘죠. 어떤 균을 투여하면 과민대장증후군이 좋아질까를 많이 연구해왔지만 아직까지 치료 효과가 있는 균은 찾지 못했습니다. 가끔 효과 있다는 결론이 나오기도 했지만 복통을 일정 수준 감소시키는 수준의 효과지 대변 이상이나 다른 증상을 함께 낫게 하지는 못했죠.

그럼에도 불구하고 유산균 제제는 과민대장증후군 환자들에게 가장 선호되는 건강 보조제입니다. 장 하면 생각나는 것이 유산균 밖에 없어서일 수도 있고, 일단 만성적인 설사나 변비가 있으니 장내 세균총 문제가 있겠거니 하는 것도 있겠죠. 저도 과민대장증후군으로 인해 생길 수 있는 부수적인 증상이나 질병을 예방하는 차원에서 유산균 복용은 권장하는 편입니다. 실제 효험 본 일도 많고요. 주로 활용하는 방식은 아무 유산균 제제를(기왕이면 생균으로) 일주일가량 먹어보는 것입니다. 보통 처음 먹는 유산균 제제는 첫 일주일 정도는 속이 오히려 더 불편해지는 경우가 많기 때문에 한동안 지켜보는 것이죠. 복용 후 불편감이 일주일에 걸쳐 견딜 만한 수준에서 머물거나 점차 나아진다면 두 달 정도를 채워서 복용합니다. 그 후 다른 제품으로 바꿔서 시도하길 반복하죠. 이렇게 먹는 이유는 장내에 최대한 다양한 유익균들이 자리 잡게 하기 위함이고요, 이런 과정이 너무 주먹구구로 느껴진다면 장내 미생물 검사를 통해 나한테 꼭 필요한 제제만 바로 복용 시작하는 방법도 가능하니 참고해주세요. 단, 이로 인해 과민대장증후군의 증상이 나아질 것이라고 기대하지는 않습니다. 더러 직접적인 효과를 보고 좋아지시는 분들도 계시지만 그 수가 너무 적거든요.

유산균 복용과 관련하여 유제품 섭취를 물어보시는 분들도 많습니다. 설사형 과민대장증후군 환자에게 우유는 피해야 할 음식이죠. 지방이 제법 들어있으면서 유당이 뱃속에 많은 가스를 만들어내기 때문입니다. 유제품은 보통 차게 먹는데, 찬 음식이 소화기의 움직임을 항진시키는 것도 하나의 이유가 되고요. 이런 이유로 유당 불내증이 없다 하더라도 설사형 과민대장증후군 환자에게는 유제품을 권하지 않습니다.

변비형 환자들에게는 특별히 섭취를 제한하지 않습니다. 오히려 배변을 돕는 요소가 많기 때문에 우유를 권장하고 있으며 유산균까지 더해진 요거트는 더욱 추천할만한 음식입니다. 다만, 우유가 복통을 일으키거나 배에 가스를 지나치게 많이 늘린다면 변비가 있더라도 유제품을 제한하는 것이 좋습니다.

▶ **최근 효과가 입증된 비타민D**

비타민D는 최근 다각도로 연구되고 있습니다. 원래는 뼈의 성장과 유지에만 도움을 주는 영양소로 알려져 있었는데, 면역과 염증에 관계된 기능을 한다는 것이 알려진 이후 주목받기 시작했죠. 아마 요즘 연구되고 있는 영양분야에서 가장 핫이슈가 아닐까 합니다.

많은 연구 덕분에, 비타민D의 숨겨진 기능들이 여러 가지 밝혀졌습니다. 인슐린 분비를 도와 혈당 조절을 원활하게 해주고 위와 장의 점막에 작용하여 소화기 기능을 정상화시켜 줍니다. 면역계 조절 기능이 있어 외부 물질에 대한 면역력을 높이는 동시에 자가면역질환에서는 면역력을 낮춰 정상수준을 유지시켜 주는 기능이 있습니다. 혈관의 탄성을 높이고 혈압 조절에도 관여하기 때문에 심혈관, 뇌혈관 질환의 예방에도 도움이 되죠. 항암작용, 항스트레스 작용도 있고요.

이 중에서 과민대장증후군과 관련 있는 기능은 면역 기능과 항스트레스 기능입니다. 과민대장증후군은 염증성 질환은 아니지만, 앞에서 살펴본 대로 염증성 질환과 증상이 유사하여 미세한 염증이 원인이지 않을까 생각되고 있습니다. 이런 측면에서 본다면 비타민D의 면역 조절 기능은 커다란 염증을 억제하는 데는 부족할지 몰라도 미세염증이 자주 생겼다 없어지는 것이 반복되는 것은 잘 조절할 수 있다고 보여집니다.

과민대장증후군 증상은 스트레스 상황에서 악화됩니다. 비타민D는 우리 몸이 심리적 스트레스에 대항하는 능력을 높여주기 때문에 증상의 악화를 예방할 수 있는 힘이 있다고 보여집니다. 이런 방식의 근본적인 접근이 가능한 약물이 거의 없다시피 한데 실제 이런 기전으로 작용한다면 하나의 획기적인 치료법이 될 수 있죠. 사실, 비타민D는 결핍되기 쉬운 영양소이고 과민대장증후군을 떠나서라도 복용하면 이점이 많은 영양소이기 때문에 거의 모든 과민대장증후군 환자에게 권하고 있습니다.

비타민D의 효과는 복용 즉시 나타나지는 않습니다. 주로 6개월 이상 장기복용해야 효과가 나타나죠. 오래 먹어야 효과가 나는 대신 그 효과는 제법 큽니다. 일단 과민대장증후군의 증상 대부분을 감소시킵니다. 배에 가스 차는 것, 복통, 배가 당기는 느낌, 대변 이상까지 잔변감을 제외한 모든 증상을 효과적으로 줄여줄 수 있습니다. 이로 인해 삶의 질이 크게 향상되는 효과는 덤이고요. 좀 더 연구가 필요하겠지만, 지금대로라면 머지않은 시일에 과민대장증후군 치료제로 비타민D가 우선적으로 사용될 날도 멀지 않았다고 봅니다.

▶ 기운이 없다면, 비타민B군

비타민은 종류가 무척 다양합니다. 우리가 흔히 보는 A, B, C, D, E, K 같은 것들도 있고 새롭게 추가된 영양소에 비타민P, Z 같은 이름을 붙여 중요성을 설명하기도 하죠. 그런데 왜 비타민B군은 F, G, H, I 같은 알파벳을 안 붙이고 B_6, B_{12} 같이 숫자를 붙일까요? 그건 몸에서 에너지를 만드는데 사용되는 영양소들을 따로 묶어 비타민B군으로 표시하기 위해서입니다. 비타민 B군이 부족하면 몸의 기운이 떨어지고 피로를 빨리 느끼며 스트레스에 저항하는 능력이 많이 감소합니다. 몸도 그렇고 정서적으로도 무기력해지죠.

과민대장증후군에 비타민B군을 활용하여 치료하는 것은 아직 많은 연구가 이루어지진 않았습니다. 하지만 다른 신경성 질환, 피로나 스트레스에 반응하는 질환 중 꽤 많은 부분이 비타민B군의 섭취로 해결되는 것을 본다면 모든 과민대장증후군 환자에게 잘 맞진 않겠지만, 일부 환자에겐 도움될 것이라 생각합니다. 만약 피로를 심하게 느끼고 여기에 반응해서 증상이 악화되는 분이라면 꼭 한번 시도해보시길 바랍니다. 단, 비타민 B군이 풍부한 음식이나 영양제는 위, 장 질환 환자에게는 소화불량, 더부룩함 등의 증상을 유발할 수 있으니 복용 이후 증상이 악화되는 것이 느껴진다면 바로 중지하는 것이 좋습니다.

▶ 오메가-3도 도움 된다고?

이제는 비타민C만큼이나 많은 사람들이 찾는 오메가-3입니다. 보통 심혈관질환, 중풍을 예방하기 위해 복용한다 그러죠. 많이 알려지지 않은 사실이지만 오메가-3는 과민대장증후군과도 많은 연관성을 갖고 있습니다. 주로 장 누수 증후군과 관련된 전신 증상을 억제해주는 역할을 하죠. 장 누수 증후군은 장 세포 사이로 덜 소화된 것들이 새어 들어오면서 생기는 것인데, 오메가-3가 장 세포 사이의 결합을 튼튼하게 유지시켜 이런 현상을 막아준다고 합니다. 장 누수 증후군의 대표적인 원인 질환이 과민대장증후군인 만큼 신경을 안 쓸 수가 없고요. 만약 관절염, 몸이 무겁거나 두통을 같이 갖고 있다든지, 온몸에 온갖 다양한 문제가 생기고 있다면 오메가-3를 한번 드셔보세요.

그런데 오메가-3는 지방의 일종입니다. 앞에서 이야기했듯이 일부 설사형 환자들은 담즙에 민감성을 보이고, 담즙은 지방을 먹으면 더 배출됩니다. 그렇기에 기름진 음식을 먹으면 설사하는 환자분들은 오메가-3를 억지로 드실 필요는 없습니다. 설사 증상이 좀 호전된 시기에만 드셔도 충분합니다.

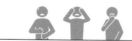

기호식품, 먹어도 괜찮을까?

    사람이 살면서 밥만 먹고 살 순 없겠죠. 사회적인 목적이나 단순 스트레스 해소를 위해 기호식품을 섭취해야 할 때가 많을 것입니다. 과민대장증후군 환자는 이런 부분에서 스트레스를 많이 받죠. 좋아하는 기호 식품이지만 뱃속 상황 때문에 먹지 못하는 경우도 있고, 사회적으로 어울리기 위해 필요할 때도 있는데 아무래도 원활하지 못하니까요. 이런 점이 실제로도 과민대장증후군 환자의 삶의 질을 크게 떨어트린다고 합니다. 그럼 술, 담배, 커피, 음료의 영향을 살펴볼게요.

    술은 한 잔만 먹으면 몸에 좋고 많이 먹으면 독이 된다고 알려져 있죠. 하지만 모든 소화기 질환 환자에게 술은 한 잔만 먹어도 해롭습니다. 알콜 성분이 위장에 염증을 일으키기 때문이죠. 위에 염증이 생기면 통증을 유발하고 과민성을 높여줍니다. 이는 대장의 운동에도 나쁜 영향을 미치고요. 특히 도수가 높은 술은 식도염이나 위염을 유발하는 중요 요인 중 하나니 조심해주셔야 합니다.

    설사형 과민대장증후군 환자는 도수 높은 술도 안 좋지만 맥주가 가장 해롭습니다. 맥아를 활용해 만들기 때문에 맥아당이 있어 장내 가스를 많이 만들어내죠. 게다가 탄산이 있어 뱃속을 더욱 더부룩하게 만들어줍니다. 여기에 차게 마시기까지 하면 과민한 장을 놀래키는 음식 요소가 대부분 모이게 됩니다. 피할 수 있다면 맥주는 최대한 피해주시는 것이 좋습니다.

이런 환자에게는 대신 막걸리를 추천합니다. 적당한 유산균이 포함되어 있고 도수도 높지 않으니까요. 게다가 당분도 가스를 많이 만들지 않는 당분이 주로 섞여 있고, 막걸리에 자주 사용되는 감미료(아스파탐)도 대장의 과민성에 영향을 주지 않습니다. 물론, 술을 안 마시는 것이 가장 좋겠지만 꼭 드셔야 하는 상황이라면 막걸리를 선택해주세요.

담배는 모든 사람에게 백해무익합니다. 거의 모든 종류의 암을 유발할 수 있으며 심혈관질환, 중풍에 걸릴 위험도 훨씬 커집니다. 알게 모르게 인후, 식도의 질환도 많이 생기고요. 과민대장증후군에 담배가 미치는 영향은 연구된 것이 거의 없습니다. 더러 변비형 환자분들 중 담배가 배변 활동을 촉진해주기 때문에 배변 시 흡연한다고 이야기하는 경우가 있지만, 이런 효과에 대한 것도 아직 정확한 부분은 나와 있지 않습니다.

담배에 중독되어 있는 상태는 몸에 엄청난 스트레스를 지속적으로 불러일으킵니다. 처음 담배를 피기 시작할 때 여러 이완작용과 일부 각성 효과로 기분이 좋고 몸이 가벼워집니다. 점차 피면 피울수록 담배가 뇌의 쾌락중추를 자극하게 되고 우리 몸은 끊임없이 담배를 찾게 되는 중독 상태에 빠지게 됩니다. 문제는 전처럼 담배에 중독되면 담배를 필 때 기분이 좋고 정서적 이완을 찾게 되는 것이 아니라는 것이죠. 담배를 피우고 있지 않은 모든 상황에서 결핍을 느끼며 스트레스를 받고 있다가 딱 피우는 순간만 스트레스를 받지 않는 것입니다. 피워야 본전, 안 피우면 스트레스를 받는 상황인 것이죠.

담배의 이런 중독성은 과민대장증후군에 좋을 리가 없습니다. 스트레스에 취약한 환자의 특성상 이런 종류의 만성 스트레스는 병을 악화시킬 수 있기 때문이죠. 의학계의 입장은 무조건 금연이기 때문에 담배와 과민대장증후군 간의 연관을 살펴보는 연구가 거의 없지만, 앞으로 연구가 이루어진다면 이런 부분 때문에라도 금연을 권장하게 되지 않을까 생각해봅니다.

커피도 과민대장증후군에 좋지 않은 기호식품입니다. 일단 커피 자체가 위나 장을 자극하기도 하며 뱃속에서 가스를 많이 만들어내기도 합니다. 카페인 성분도 복통을 증가시키는 원인 중 하나이죠. 여기에 커피에 넣는 우유나 프림같은 유가공품도 문제입니다. 소화가 잘 안 될뿐더러 유당이 포함되어 있어 많은 가스를 만들어내죠. 이런 이유들로 설사형 환자는 커피를 가급적 피해주시는 것이 좋습니다.

커피는 속이 더부룩할 때 마시면 소화가 잘되는 느낌이 들고 변비 해소에도 도움을 주기 때문에 많은 환자분들이 커피를 이롭게 생각하고 계십니다. 하지만 변비형 환자에게도 좋은 영향만 주는 것은 아닙니다. 카페인이 위장을 자극하고 위산 분비를 촉진시키기 때문에 소화가 잘 드는 느낌을 주지만 자꾸 마셔서 자극을 준다면 위염이 생기거나 대장이 함께 자극받을 수 있기 때문이죠. 물론 가끔 한잔은 괜찮지만 매일 드신다거나 하루에 여러 잔 드시는 것은 피해주시는 것이 좋습니다. 단, 술이나 담배에 비하면 훨씬 해가 덜하긴 하니 너무 스트레스받지는 마시고요.

탄산음료나 주스, 이온음료 등 모든 음료수는 피해주시는 것이 좋습니다. 거의 모든 음료수에 액상과당이 들어있기 때문이죠. 액상과당은 설탕에 비해 적은 양으로 단맛을 낼 수 있어 많이 활용되지만 이게 장에 머물며 많은 가스를 만들어냅니다. 음료수와 같은 가공식품에는 자연식품에 들어있는 것과는 비교도 안 되게 많은 양의 과당이 들어있고요. 이들 음료수는 직접적으로 복통과 팽만감, 설사를 유발할 수 있습니다. 특히 탄산음료는 여기에 탄산까지 들어있어 가스를 더욱 심하게 만들어내니 무조건 피해주시는 것이 좋습니다.

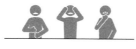

내 몸에 맞는 식사

   책 서두에서 이야기한 과민대장증후군은 사실 한가지 질환이 아닌 여러 질병을 합쳐서 부르는 말이라는 것 기억하시나요? 많은 환자들이 과민대장증후군이라는 한가지 이름으로 진단받지만 사람마다 증상도 제각각이고 한의학과 같은 다른 의학체계에서는 이들을 각기 다른 질환으로 분류하기도 합니다. 이런 사실이 중요한 이유는, 모든 환자에게 똑같은 식생활을 권장할 수 없기 때문이죠.

▶ 식사 일기 쓰기

앞서 과민대장증후군 환자가 지키면 좋은 많은 식습관을 이야기했습니다. 하지만 이런 것들에 우선되는 중요한 사항이 하나 있습니다. 바로 '내 몸에 맞는 식습관을 스스로 찾아라'입니다. 사람마다 증상도, 병의 원인도, 병을 악화시키는 요인도 모두 다른 데다 각각 체질도 다르고 선호하는 음식까지 다르니 일률적인 이야기를 할 수 없는 것이죠. 똑같은 설사형 과민대장증후군 환자라도 누구는 섬유질이 풍부한 식사를 하는 것이 속이 더 편할 수 있고, 누구는 섬유질을 조금만 먹어도 증상이 악화될 수 있습니다. 어떤 사람은 포도를 먹으면 증상이 악화되는데 다른 사람은 먹어도 아무런 변화가 없을 수도 있고요.

　이런 개개인의 특성은 병원에서 검사를 통해 알아낼 수 없습니다. 검사로 찾는 것은 일부 식품 알레르기를 찾아내는 것 정도죠. 따라서 우리가 직접 음식을 먹어보고 몸으로 느껴가며 우리에게 잘 맞는 음식과 해가 되는 음식을 가려내야 합니다. 물론, 특정 음식이 몸에 확실한 증상을 유발한다면 이미 알고 계시겠지요. 예를 들어 "돼지고기만 먹으면 설사해.", "옥수수만 먹으면 소화가 안 돼"처럼요. 하지만 음식을 먹은 시기와 증상이 나타나는 시기가 일치하지 않는다면, 즉 음식을 먹고 2~3일 후에 증상이 나타나는 식이라면 직관적으로 알아내기란 쉽지 않을 것입니다. 또 적당량을 먹었을 때는 괜찮은데 많이 먹으면 증상을 악화시키는 음식도 알아내기 쉽지 않을 겁니다.

　이런 이유로 과민대장증후군 환자는 자신이 먹은 음식과 그날그날 뱃속 상태를 일기처럼 기록하는 것이 좋습니다. 몇 시에 어떤 음식을 어느 정도 양을 먹었는지 빠짐없이 기록하고 뱃속이 더부룩하거나 설사를 했거나, 배가 아팠다면 언제 어느 정도 강도로 그랬는지 적어두는 것입니다. 이런 기록이 3개월 이상 쌓이면 엄청난 위력을 발휘하기 시작합니다. 내가 먹은 음식과 증상의 상관관계가 보이기 시작하는 것이죠. 튀긴 음식을 먹으면 이틀 후에 속이 나빠지더라, 몰랐는데 하루 섭취한 채소가 일정량이 넘어가면 다음 날 설사하더라 이런 식으로요. 이를 토대로 나에게 맞는 음식과 그렇지 않은 음식을 잘 골라내면 그다음부턴 속도 훨씬 편하고 생활의 질도 높아지는 것을 알 수 있습니다.

▶ 규칙적인 식습관 지키기

과민대장증후군 환자에게는 어떤 음식을 먹느냐도 중요하지만, 언제 어떻게 먹느냐도 중요합니다. 우리 몸에 존재하는 일주기 흐름 서캐디안 리듬 (circadian rhythm) 때문인데요. 아침에 햇살을 받으며 일어나는 것을 시작으로 밤에 잠자리에 들 때까지 우리 몸은 시간대에 맞춰 적당한 몸 상태를 미리 만들어 놓습니다. 소화기라고 예외는 아닌데요, 특히 배변 활동 시간이 이러한 시간 변화에 민감합니다.

시간대에 따라 몸의 활동이 변하는 것을 가장 잘 느낄 수 있는 것은 오전에 하는 배변 활동일 것입니다. 보통의 사람은 정상적인 컨디션일 때 아침에 일어나서 첫 식사를 하는 시간 전후에 대변을 보게 됩니다. 우리 몸이 정해둔 하루 한 번 대변보는 시간이죠. 이때는 다른 자극 없이도 소화기가 활발한 움직임을 시작하고 특히 대장이 많이 움직입니다. 이때의 대장 움직임은 과민함으로 오는 움직임과는 달리 정상적이면서도 강한 힘을 갖습니다. 따라서 변비형 과민대장증후군 환자의 경우 이 시기가 찾아오는 몸 상태를 잘 유지하고, 이 타이밍을 놓치지 않고 배변 활동을 하면 보다 수월하게 변비를 해결할 수 있죠.

식사 시간에 대비한 소화기의 움직임도 무시할 수 없습니다. 보통 점심시간이 되면 슬슬 배고파오는 느낌을 한 번쯤은 받아보셨을 겁니다. 먹은 음식이 다 소화되어 그럴 수도 있지만 이것도 몸의 일주기 흐름 가운데 하나라고 하네요. 이런 변화에 맞춰 규칙적으로 음식을 섭취해주면 소화기 장애를 극복하는 데 큰 도움이 됩니다.

결국 우리 몸은 규칙적으로 비슷한 시간대에 음식을 먹고, 배변 활동을 하게끔 되어있습니다. 음식물이 몸에 들어올 시간이라 그에 맞춰 준비해놨는데 음식이 안 들어와도 문제고, 음식 먹을 시간이 아닌데 음식이 들어와도 소화시키는 데 무리가 따르게 되죠. 과민대장증후군을 직접적으로 악화시키는 요인은 아니지만 불규칙한 식습관은 다른 위장장애를 많이 유발하기 때문에 꼭 피해주셔야겠습니다.

그럼 구체적으로 어떻게 먹는 것이 좋을까요?

하루에 세 번 규칙적으로 식사를 하는 것이 가장 좋습니다. 세 번 챙겨 먹는 것이 힘들면 두 번도 괜찮지만, 야식을 피하면서 늘 먹는 시간에 두 번, 세 번 정도 드셔주시는 것이 가장 바람직합니다. 잠 잘 시간 근처에 소화기관을 자꾸 움직이는 습관을 들이시면 숙면에 큰 지장을 주게 되고, 이후에 설명하겠지만 잠은 과민대장증후군 증상 개선에 중요한 역할을 하기 때문에 결과적으로 증상이 악화될 수 있습니다.

한 번 식사할 때 너무 많이 먹지 않는 것이 좋습니다. 또한 식사 시간이 아닌 시간에 음식을 자꾸 먹는 습관도 좋지만은 않죠. 물론 일시적으로 증상이 심각하여 조금씩 자주 먹으며 위기관리를 해야 할 때도 있지만, 과민대장증후군처럼 장기간 만성적으로 갖고 있는 질환에서는 긴 시각에서 식습관을 바로 잡아가는 것이 더 중요합니다.

성장기 학생들이나 저체중으로 걱정하시는 분들은 하루 딱 세 번만 먹고 사이에 아무것도 안 먹으면 영양이 부족하지 않을까 걱정하십니다. 한 번에 충분히 먹을 수 있는 양으로 세 번 드시면 영양적으로 충분히 많은 양을 드실 수 있으니 그런 부분은 걱정하지 않으셔도 괜찮습니다. 단, 끼니를 두 번 드시는 분들은 두 번 다 배부르게 먹어도 하루치 영양에 모자라는 경우가 생길 수 있기 때문에 식사 사이에 간식 시간을 배정하여 규칙적으로 간식을 드시는 방법도 괜찮습니다.

소화 장애엔 빠지지 않는 우유와 밀가루

　　과민대장증후군뿐만 아니라 대부분 소화기 장애 환자분들이 피하고 계신 음식이 두 가지 있습니다. 하난 유제품이고 다른 하난 밀가루 음식이죠. 이들은 우유, 밀가루 자체의 역할보다는 우유나 밀가루가 들어가는 음식은 부재료나 조리법 자체를 소화 잘 안 되게 하는 경우가 많아서 저도 피하라고 권하긴 합니다. 우유, 밀가루와 관련된 특이 체질 혹은 민감성 질환이 있는데요, 유당 불내증과 글루텐 민감증입니다.

　　유당 불내증은 우유에 들어있는 유당을 소화시키지 못해 복통, 복부 팽만, 설사 등의 증상이 나타나는 것을 의미합니다. 보통 유제품이나 우유를 먹고 배가 사르르 아프다거나 가스가 많이 차고 설사하는 사람들이 여기 해당되는 경우가 많죠. 어렸을 때는 유당을 분해하는 효소가 정상적으로 나와서 유당 불내증이 없다가도 성인이 되면서 나타나는 경우가 가장 흔합니다. 아시아인은 70% 이상이 갖고 있다고 하네요.

　　설사형 과민대장증후군 환자의 증상을 살펴보면 유당 불내증과 유사한 점이 많습니다. 그리고 우유를 마시면 설사하는 과민대장증후군 환자들도 제법 많죠. 유당이 장 속에서 효소에 의해 소화되지 않고 그대로 있게 되면,

장 내 미생물들이 이 유당을 먹이 삼아 자라게 됩니다. 이 과정에서 '발효'가 일어나게 되며 장에 가스가 차게 되죠. 음식이 부패하거나 발효하면 냄새나는 가스가 생성되는 것이 장 안에서 벌어진다고 보면 됩니다. 건강한 사람이라면, 이 정도 가스는 보통 방귀 몇 번 뀌면 해결되거나 변비를 해소하는 데 도움을 주는 수준으로 작용합니다. 하지만 과민대장증후군 환자는 장이 팽창하는 것에 대한 민감도가 워낙 높아 복통을 일으키고 설사를 하게 되죠.

이런 유당 불내증이 있는지는 병원에서 검사하면 쉽게 알아낼 수 있습니다. 검사해보고 유당 불내증이 있다면, 유당을 제거한 우유를 드시거나 유제품 섭취를 제한하는 방식으로 속이 편해질 수 있습니다. 그런다고 과민대장증후군 증상이 모두 좋아지진 않겠지만, 증상 발현 횟수가 많이 줄어들 것입니다.

다만 설사형 과민대장증후군을 앓고 있는 경우에는 유당 불내증이 있거나 없거나 상관없이 우유 자체가 설사를 유발하는 경우가 많으며, 유당 불내증이 있는 경우에도 우유가 설사를 악화시키지 않는 경우가 많다는 것도 같이 알아두시면 좋습니다. 수많은 설사형 환자를 대상으로 실험해봤는데, 우유를 마셨을 때 설사하는 것과 유당 불내증을 갖고 있는 것 사이에는 아무런 연관이 없다는 결론이 나왔습니다. 보통 사람들은 하루 한 잔 정도의 우유를 마시는데 여기 들어있는 유당의 양이 워낙 적기 때문에 별 영향이 없었다는 것이죠. 오히려 우유에 들어있는 지방이나 다양한 단백질이 원인이 되어 설사하는 것이라는 이야기가 있습니다.

글루텐은 밀가루에 들어있는 단백질 중 하나입니다. 밀가루 반죽이 찰기를 띄고 쫀득함을 유지하게 만드는 성분이죠. 밀가루 반죽으로 만드는 대부분의 음식에 들어있습니다. 이 글루텐에 알레르기 반응을 보이는 사람도 많고, 셀리악병을 앓는 사람의 경우에는 글루텐이 들어있는 음식을 먹으면 전신 건강에 위협이 될 정도로 엄청난 설사를 하기도 합니다.

보통 한국 사람은 서양 사람들만큼 밀가루 음식을 많이 먹지 않기 때문에 글루텐에 대한 이해는 낮은 편이었습니다. 그러다 최근 몇십 년간 쌀 소비는 꾸준히 줄고 밀가루 음식이 그 자리를 채우고 있기 때문에 한국 사람들도 글루텐에 많은 관심을 갖기 시작했습니다.

글루텐은 주로 알레르기 반응을 일으켜 장의 활동과 면역 체계를 엉망으로 만듭니다. 다량의 글루텐이 장내에 존재하면 우리 면역 체계는 글루텐을 싸워 이겨야할 물질로 여기기도 합니다. 그럼 쓸데없이 글루텐을 파괴하느라 장에서 면역세포들이 전쟁을 치르게 되죠. 그러다 보면 전쟁터가 된 장은 염증이나 여러 문제를 일으키게 되고, 장 누수 증후군과 유사한 형태로 병이 진행되기도 합니다. 면역 체계도 쓸데없는 싸움을 지속하느라 다른 업무에 소홀하게 되고, 이런 상황이 오래되면 자가면역질환이 시작되기도 합니다.

글루텐 민감증은 방금 설명한 글루텐 알레르기가 없음에도 불구하고 글루텐이 포함된 음식을 먹으면 복부 팽만감, 설사, 빈혈을 일으키는 질환을 이야기합니다. 다행히도 이런 사람들은 그냥 밀가루 음식을 끊으면 증상이 바로 좋아지고 완전하게 회복한다고 합니다. 과민대장증후군 환자 중 많은 수가 글루텐 민감증을 갖고 있는 것으로 보입니다. 밀가루 음식 먹으면 속

이 유난히 안좋은 환자분들은 부록에 나와 있는 글루텐프리 식단을 해보
시면 도움될 수 있습니다.

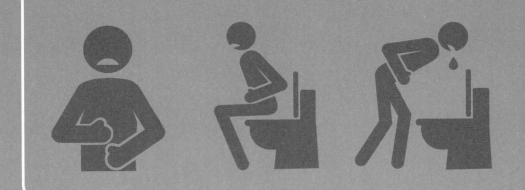

일상에서
과민대장증후군을
이겨내는 방법

대부분의 만성 질환은 식생활, 생활 습관이 병에 미치는 영향이 크다고 할 수 있습니다. 과민대장증후군도 마찬가지인데요. 이번에는 식생활을 제외한 다른 생활 습관을 어떻게 하는 것이 좋은지 알아보도록 하겠습니다.

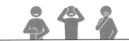

배변 습관을 교정해보자

　배변 습관이라 그러면 크게 두 가지를 이야기합니다. 하루 중 언제 화장실에 가는지, 일주일이나 한 달을 기준으로 얼마나 자주 가고 어떤 시점에 주로 가는지, 화장실에서 얼마나 앉아있는지를 이야기하죠. 여기에 배변 시 배에 적당하게 힘을 주는지, 항문을 잘 여는지 이런 의식적인 세부 조절도 배변 습관에 모두 포함됩니다.

　배변 습관의 교정은 많은 스트레스를 가져옵니다. 내가 어린아이도 아닌데 배변 훈련을 받는다니 기가 찰 노릇이죠. 그리고 배변은 인간 심리의 깊숙한 곳에 자리 잡은 활동 중 하나라 본능적으로 건드리는 것을 싫어하게끔 되어있습니다. 그럼에도 불구하고 많은 환자에게서 배변 습관 교정은 과민대장증후군 증상을 약화시키고 치질을 예방하는 데 도움이 되기 때문에 권장하고 있습니다.

▶ **배변 시 적절하게 힘주기** : 우리가 화장실에 앉아서 의식적으로 항문을 열고 배에 힘을 주면 대변이 나옵니다. 그런데 이런 행동을 단계별로 생각하면서 하는 사람이 있나요? 그냥 앉으면 자동으로 몸이 알아서 반응하죠. 화장실이 아닌 곳에서 실수하지 않는 것을 보면 우리가 제어할 수 있는 부

분이니 완전 자동은 아닌 것 같고요. 배변 활동은 사실 우리가 딴생각 하면서 걸어가는 것과 비슷합니다. 우리가 직접 다리 근육을 움직이게 하고 허리와 배 근육을 움직여 균형을 잡아가며 움직일 수는 있지만, 이미 익숙해져 자동모드에 두면 알아서 가는 것이죠. 배변 활동도 마찬가지입니다. 어렸을 때 배웠고, 기억도 안 나는 어린 시절 동안 무수히 많이 훈련해왔기 때문에 자동으로 진행되는 것처럼 느껴지는 것이죠. 이 책을 보고 계신 과민대장증후군 환자라면 여기에 반대 의견을 가지실 수도 있습니다. 변비, 설사나 잔변감 때문에 스스로 과하게 힘을 줘보기도 하고 배를 눌러보기도 하는 등 다양한 방법으로 배변 습관을 변화시켜보기 때문이죠.

대부분의 사람들은 적당한 배변 습관을 갖고 있습니다. 문제는 오랜 장질환으로 정상적인 방법으로는 쾌변의 느낌을 누리지 못하는 사람들이죠. 이런 분들은 스스로 배변 습관을 자꾸 바꿔가다 잘못된 습관에 길들여지는 경우가 있습니다. 그런 분들을 위해 힘주는 습관을 다시 알려드릴게요. '난 무조건 잘하고 있을거야'라고 생각하지만 마시고 천천히 읽어주세요.

배변에 좋은 자세는 쭈그려 앉는 자세입니다. 관광객을 위해 양변기로 바꾸는 사업이 예전에 진행되면서 대부분의 변기가 양변기로 바뀌었죠. 편하긴 하지만 건강한 배변을 돕는 변기는 아닙니다. 그럼 변기를 바꿀 수도 없고 어떻게 하는 게 좋을까요? 발판을 놓으면 됩니다. 양변기에 앉더라도 발의 높이를 높이고 허리를 앞으로 살짝 숙여주면서 쭈그린 자세와 비슷한 모양을 만들어주세요. 보다 빠르고 위생적이며 효율적으로 배변할 수 있습니다.

배변 시 대변이 잘 안 나오는 분들은 앉아서 무한히 항문을 열고 계속 배에 힘을 주기도 합니다. 하지만 항문을 연 상태를 지나치게 길게 유지하면서 힘까지 계속 주면 치질이 오기 쉽습니다. 올 수도 있다, 오기 쉽다 보단 치질을 만들어내는 행동이라고 표현하는 것이 좋겠네요. 배변 시 변의가 밀려왔을 때 배변을 시도하시고, 그렇지 않을 땐 억지로 힘주거나 항문을 열지 마시고 다시 평상시 모습으로 돌아와 주세요. 배변에 영향이 없는 수준에서 항문을 잠시 조였다 풀어주는 것도 좋습니다. 포인트는, 할 때 하고 쉴 때 쉬는 것입니다.

배변 시 잘 안 나온다고 마구 힘을 주진 마세요. 그런다고 나오지 않습니다. 소변은 배에 가해지는 압력이 중요하지만, 대변 같은 경우는 배의 압력보다는 장의 움직임에 따라 나오기 때문에 안 나오는 걸 어떻게 한다고 나오지 않습니다. 잘 나올 때 힘을 주면 도움 되지만 안 나올 걸 나오게 하진 못하죠. 변비는 먹는 단계부터 해결책을 찾아야지 화장실에서 찾는 건 이미 늦은 일입니다. 잘 안 나오거나 흡족하지 않더라도 잘 안 나올 땐 빨리 포기하고 다음 기회를 노리는 것이 좋습니다.

▶ **앉아있는 시간 교정** : 앉아있는 시간도 몹시 중요합니다. 변비, 설사에 상관없이 1회 이상적인 배변 시간은 1분 내외입니다. 말도 안 되게 짧은 시간이죠? 현대인은 장이 건강한 사람이 워낙 적은 데다 그중에서도 좋은 배변 습관을 가진 사람을 찾긴 정말 힘듭니다. 과민대장증후군 환자에겐 말도 안 되는 거로 생각할지도 모르지만 이상적인 시간이니 그러려니 해주세요. 그럼 우린 어느 정도 시간을 목표로 해야 할까요? 3~4분 정도면 장과 항문에

무리를 주지 않는 시간이라 합니다. 이것도 많이 짧게 느껴지시겠지만, 이 정도 시간은 대부분의 사람들이 도달할 수 있는 범위니 자신감을 갖고 도전해보시길 바라겠습니다.

앉아있는 시간을 줄이는 방법은 간단합니다. 반복적인 실천으로 습관화시키는 것이 어려워서 그렇죠. 일단 위의 적절하게 힘주는 방법을 숙지하신 후, 올바른 자세로 배변합니다. 그리고 변의를 느껴서 화장실에 오신 것일 테니 앉자마자 1차 배변에 성공하실 것이고요. 그 후 2~3분 정도 다음 변의를 기다리고, 배변합니다. 원래는 여기서 변의가 사라지고 화장실에서 나와야 건강한 사람이지만 우린 그렇지 않으니 뭔가 덜 나온 기분을 느낄 것입니다. 그리고 실제 더 앉아있다 보면 1~2회 정도 더 나올 것이고요. 우린 이 타이밍에 나와야 합니다. 1차 배변 후 2~3분 정도 있다가 추가 배변이 이루어진 다음엔 변의가 남아있어도 일어나주세요. 특히 설사형 환자분들 중 잔변감 있으신 분들은 더욱 이렇게 해주셔야 합니다. 나중에 다시 봐도 되니까 일단은 끊어주세요. 뭔가 몹시 찝찝하고 기분 나쁜 느낌이 들겠지만 조절하는 과정이니 참아주세요. 나중에 변의가 다시 오면 그때 다시 가면 됩니다.

이렇게 지속적으로 해주시면 길어야 한 달 안쪽으로 배변 습관이 교정됩니다. 과정이 생각보다 고통스러워서 중도 포기하시는 분들이 많으시더라고요. 하지만 시도해볼 만한 가치가 있는 일입니다. 치질을 예방하거나 이미 있으신 분들은 증상을 완화시킬 수 있으며 장운동을 정상화시키는데도 큰 도움이 되기 때문이죠.

잡지, 스마트폰, 신문은 화장실에 절대 들고 가지 마세요. 위생적으로도 별로고 뭔가에 집중해있으면 배변에 집중을 못 합니다. 우린 저절로 오는 대변을 기다리는 것이 아니라 주도적으로 배변하는 것이니 다른 것에 정신 팔려서 주도권을 놓치면 안 됩니다. 게다가 그런 읽을거리들이 재미있기라도 하면 몰입하면서 너무 오랜 시간을 화장실에서 보내게 되니 안 좋고요. 내가 읽던 것들이 긴장이나 분노 같은 감정적인 변화를 일으킨다면 배변에 치명적인 타격을 줄 수도 있습니다. 요즘 뉴스가 워낙 그런 게 많아서요.

설사형 환자분들은 특히 필수적으로 해주시면 좋습니다. 어쨌든 음식이나 장에 문제가 있어서 설사하는 것이 아니라 장이 민감해서 빨리 내보내는 병이니 이런 식으로라도 대변을 장에 오래 머물게 하는 훈련을 해주면 대변도 조금이라도 정상변에 가깝게 바뀌어 갑니다. 심한 잔변감으로 이 방법을 실행하기 힘드시다면 한약의 도움을 받는 것도 좋습니다. 잔변감을 줄이고 화장실에 앉아있는 시간을 줄여주는 데 큰 도움이 됩니다. 한약에 잘 반응하시는 분들은 이런 자의적 훈련 없이도 배변 시간을 많이 줄이시더라고요.

변비형 환자분들은 배변 시간 줄이는 것에 더욱 민감하십니다. 모처럼 찾아온 기회를 백프로 활용하고 싶어 하시죠. 정말 변의가 일주일에 한두 번 오는 분이시라면 변비를 먼저 어느 정도 개선한 후에 하시길 권장합니다. 그게 더 중요하니까요. 하지만 이틀 정도에 한번 어렵게 보시는 정도라면 변비 치료와 겸하여 배변 습관 조절하시는 훈련도 하면 좋습니다. 변비에 따라오는 질환 치질을 막기 위한 방법이니까요.

간혹 배변 시간이 10분을 넘어 30~40분 이상 늘어나는 분들도 계십니다. 병원에 찾아오는 원인이 변비나 설사가 아닌 그저 화장실에 오래 있다는 것 때문일 정도죠. 사실 많은 병원에서 심각성을 인정하면서도 적합한 치료를 제시하고 있진 못하지만 그래도 이렇게 안 좋은 상황이라면 꼭 병원이나 한의원 방문하셔서 치료와 습관 교정을 병행하시길 바랍니다. 혼자서 해결할 수 있는 상황이 아닙니다. 이 정도 틀어진 배변 습관 뒤에는 분명 과민대장증후군을 포함한 장의 이상이 있기 때문에 내 의지로 이겨나갈 성질의 것이 아닙니다.

▶ **배변 시간 맞추기** : 하루 중 일정한 시간에 매일 규칙적으로 배변하는 것이 좋습니다. 왜 그런지는 모르겠지만 원래 인간은 그렇게 하게끔 설계되었기 때문이죠. 여기서 벗어나면 어딘가 문제 있다는 신호로 봐야 합니다. 그럼 그 배변 시간은 언제일까요? 모두가 아시다시피 아침 식사 후입니다. 원래 식후에 위-대장 반사에 의해 장이 활발하게 움직이는데 아침 기상 후엔 이런 효과가 더욱 극대화되어 변의를 느끼게 하죠(위-대장 반사는 챕터4, 항경련제 부분에 자세히 나와 있습니다). 어떻게 해야 이 타이밍을 다시 정상적으로 찾을 수 있을까요?

해답은 규칙적인 생활에 있습니다. 아침 식사를 조금이라도 하는 것이 좋고, 정 못한다면 기상 후에 물이라도 반 컵 이상 드셔주세요. 위-대장 반사를 촉진하기 위함입니다. 그리고 남은 식사 시간도 매일 정확히 같은 시간에 해주세요. 일정한 시간에 음식을 먹으면 일정한 시간에 배가 차고 소화되며 일정한 시간에 변의를 느낄 수 있습니다. 사실 소화기 건강을 위해서도 정말 좋은 행동이고요.

여기에 곁들일 행동으로 충분하면서도 규칙적인 수면이 있습니다. 잠을 잘 자고 일어난 후에 첫 위-대장 반사가 변의를 일으키기 때문에 우리 장에게 잘 잤다는 신호를 줄 필요가 있습니다. 진짜로 잘 자고 일어나는 것이죠. 그리고 같은 시간에 일어나버릇하면 장도 여기 적응해서 같은 시간에 활동을 개시합니다. 생각보다 뇌의 많은 부분이 이런 생활 리듬을 유지하는데 사용되고 있고 우리 몸이 이를 굉장히 중요하게 여기고 있습니다. 별로 이런 규칙성이 건강에 큰 도움은 안 될 것 같지만 상상 이상의 효과를 보는 분들도 많이 계시죠. 잠, 일주기에 대한 이야기는 뒤의 항목에서 좀 더 자세히 설명토록 하겠습니다.

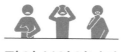

잠이 보약입니다

　몸의 변화를 잘 관찰하시는 환자분들은 눈치채셨겠지만 과민대장증후군의 증상은 잠을 얼마나 잘 잤느냐와도 관련 있습니다. 수면의 질이 떨어지거나 수면 시간이 부족하게 되면 더부룩함, 소화불량과 같은 증상이 악화되는 경향이 있습니다. 전반적인 증상이 심해지는 기간도 길어지게 되고요. 혹은 관해기를 유지하던 과민대장증후군 환자가 수면 부족과 피로로 인해 다시 증상이 나타나기 시작하는 경우도 많습니다. 어떻게 보면 잠이 먹는 것만큼이나 중요한 요소죠.

　잠이 과민대장증후군에 영향을 미치는 원인은 크게 두 가지입니다. 하나는 잠을 자면서 온종일 받은 스트레스를 해소하고 자는 동안 심리적 스트레스에서 벗어날 수 있다는 점입니다. 일단 잠에 들면 우리 뇌는 몇 시간 동안 활동을 거의 안 하며 푹 쉬고, 그 뒤에는 낮에 있었던 일을 정리하며 기억에 남길 것은 남기고 지울 것은 지워주죠. 이렇게 뇌가 생각을 정리하면서 많은 스트레스를 해소할 수 있고, 자꾸 떠올리며 기분 나빠질 생각들을 지워버려 스트레스의 원천을 봉쇄하기도 합니다. 또한 뇌가 별다른 활동을 안 하고 쉬는 동안에는 낮 동안 스트레스에 시달린 뇌와 몸이 잠시나마 고통에서 해방되는 시간이기도 하죠. 이런 효과로 실제로 자는 동안에는 과민대장증후군의 증상이 거의 나타나지 않는다고 합니다. 자다가 배가 아파서 깨거나, 설사를 하거나, 잘 때도 배에 가스가 찬다면 과민대장증후군이 아닐 수 있으니 병원에 가보시는 것이 좋습니다.

다른 한 가지 요인은 잠을 자는 동안 우리 몸이 회복한다는 점입니다. 뇌가 푹 쉬는 동안에는 몸에 별다른 신호를 보내지 않기 때문에 우리 몸, 특히 위나 장이 스스로 원하는 리듬에 맞춰 움직이거나 쉴 수 있습니다. 우리는 하루 종일 먹고, 하루 종일 소화시키기 때문에 소화기가 쉴 수 있는 시간은 많지 않습니다. 그리고 움직이고 있는 위나 대장은 고장 나도 고치기가 어렵죠. 마치 운전 중인 자동차를 고치는 것이 힘든 것처럼요. 차를 세워야 수리할 수 있는 것처럼 위나 장도 멈춘 상태에서 회복하는 것이 훨씬 효과적입니다. 그래서 급성 위염, 장염에는 금식을 하는 것이죠. 과민대장증후군과 같은 오랜 기간 앓는 질환은 금식으로 대처할 수 없습니다. 너무 오래 굶어야 하니까요. 따라서 잠자는 시간을 잘 활용하여야 치료가 더욱 수월해질 것입니다.

사람마다 필요로 하는 수면 시간이 다릅니다. 보통은 7~8시간 정도 자는 것이 좋다고 하죠. 지나쳐도, 모자라도 문제이지만 과민대장증후군에 한해서는 잠이 모자라는 쪽이 더 안 좋다고 합니다. 물론 사람에 따라 4시간, 6시간만 자도 충분한 경우가 있지만 이런 분이시더라도 과민대장증후군이 있다면 한 시간이라도 더 자는 것이 좋을 것 같습니다. 특별히 회복 능력이 뛰어난 것이 아니라면, 장이 충분한 휴식을 취할 시간을 주는 것이 좋으니까요.

수면의 질도 시간만큼이나 중요합니다. 잠이라고 다 똑같은 잠이 아니기 때문이죠. 수면은 4단계로 나눌 수 있습니다. 이 중에서 우리의 뇌와 몸이 온전히 쉬는 시기는 3, 4단계 수면이고 8시간 정도 잔다고 했을 때 처음 3시간 정도만 3, 4단계의 깊은 잠을 자게 됩니다. 남은 4~5시간 정도는 뇌가 적당히 깨서 생각을 정리하고, 그사이 우리는 꿈을 꾸게 되죠. 문제는 수면의 질이 낮은 사람은 3, 4단계 수면 시간이 줄어든다는 것입니다. 팔다리는 어떻게 자든 푹 쉬겠지만, 두뇌와 여기에 영향을 받는 소화기는 자는 동안에도 쉬지 못하는 것이죠. 이러면 아무래도 몸의 회복 능력이 많이 떨어질 수밖에 없습니다.

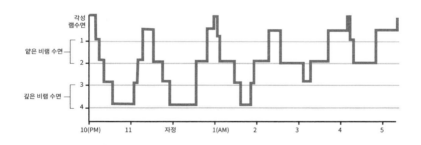

그럼 잠을 푹 자려면 어떻게 해야 할까요? 몇 가지 방법을 알려드리겠습니다.

① 수면에 가장 중요한 것 중 하나는 규칙성입니다. 밥 먹고 소화시키는 것처럼 수면도 일주기 흐름 서캐디안 리듬(circadian rhythm)에 따라 조절됩니다. 반대로 일주기 흐름도 수면에 따라 변화하기도 하고요. 그만큼 서로 영향을 많이 주고받기 때문에 숙면을 위해서는 규칙적인 수면 패턴이 무엇보다 중요합니다. 늘 같은 시간에 잠자리에 들고 일어나는 것이 숙면의 기본이 되겠죠. 여기에 우리 몸은 밝고 어두운 것에 민감하게 반응하기 때문에 어두운 밤에 자고 해가 뜨는 아침에 일어나는 것으로 규칙을 맞춰준다면 더욱 좋습니다.

② 처음 잠자리에 들기 위해 누웠는데 잠이 안 오는 경우를 한 번쯤은 겪어보셨을 겁니다. 이런 상황이 오래 지속되면 '입면 장애'라는 불면증의 한 종류로 보는데요, 이를 예방하기 위해 잠자리에 들기 전 행동이 중요하다고 합니다.

수면에 좋은 습관은 첫째, 잠이 들기 위해선 어두워야 합니다. 밝은 빛을 쪼이고 있다면 수면 유도가 어렵다고 하네요. 이는 잠드는 시간보다 두 시간 전부터 지켜주면 더 좋다고 합니다. 잠들기 전에는 밝은 빛을 내는 티브이나 컴퓨터, 스마트폰을 안 보시는 것이 좋습니다.

둘째, 잠자기 전 3시간 전부터는 음식을 섭취하지 않는 것이 좋습니다. 뱃속이 더부룩하면 졸리거나 나른한 기분이 들긴 하지만 실제 잠이 드는 것은 방해한다는 군요. 또 잠들고 나서 뱃속에 음식이 있어 소화시키고 있으면 숙면을 취하는 데도 방해가 됩니다.

셋째, 잠들기 두 시간 전쯤 따뜻한 물에 몸을 담그는 것이 좋습니다. 반신

욕이나 목욕처럼요. 우리 몸은 잠이 들 준비를 하면서 인체 대사가 떨어지게 됩니다. 열심히 가동되던 몸이 휴식을 취하는 것이죠. 그러면서 체온이 약간 낮아지게 되고 이는 잠이 드는 신호가 됩니다. 즉, 몸이 따듯해졌다가 살짝 식어주는 것이 잠이 드는 데 도움을 줍니다.

넷째, 커피, 콜라와 같은 카페인 음료를 피해주세요. 각성 효과가 있는 음료는 당연하게도 잠이 드는 데 방해가 됩니다. 커피는 가급적 오전에 드시는 것이 좋습니다.

③ 깊은 잠을 유지하기 위해서는 자는 동안 몸에 자극이 없어야 합니다. 빛을 차단하기 위한 안대나 소리를 막아줄 귀마개도 도움이 될 수 있죠. 자는 동안 몸이 배기지 않게 침구는 너무 단단하거나 푹신한 것은 피해주시는 것이 좋습니다. 방 온도도 지나치게 춥거나 덥게 해도 안좋죠. 우리가 잠이 들면 깨어있을 때보다 체온이 약간 내려가게 됩니다. 활동이 전혀 없으니 기초 체온이 내려가는 것이지요. 이 때문에 자다가 추위를 느껴 깨는 경우가 생길 수 있습니다. 보통은 시원해야 잠이 잘 오긴 하지만 이것도 지나치면 자다가 깰 수 있으니 주의해주시기 바랍니다. 잠자리 들기 전 물을 많이 먹는 것도 피해주시면 좋습니다. 소변 때문에 깨는 경우가 생길 수 있으니까요.

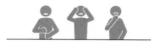

스트레스를 줄여보자

병원에 가면 꼭 하는 얘기 중 하나입니다. 스트레스받지 마세요. 그런데 이게 마음대로 되나요? 마음대로 될 것 같으면 스트레스가 아니게요. 하지만 과민대장증후군은 스트레스와 아주 밀접한 관계를 갖는 질환이라 스트레스 줄이기 위한 노력이 필요한 것도 사실이죠. 이제 어떻게 하면 스트레스를 효과적으로 제어할 수 있는지 알아보도록 하겠습니다.

스트레스에는 두 가지가 있습니다. 어떤 사건이 나에게 영향을 미쳐서 받는 스트레스와 심리적 스트레스죠. 예를 들어 온몸에 문신을 새긴 건장한 사내 10여 명이 나를 노려보며 걸어올 때 받는 스트레스는 분명한 위협으로 인한 스트레스겠죠. 반대로 내 주변 상황은 바뀐 것이 아무것도 없는데 앞으로 벌어질 일에 대한 상상이나 있었던 일들을 떠올리며 받는 스트레스를 심리적 스트레스라고 부릅니다. 재미난 점은 생각만 했을 뿐인데 실제 위협적인 상황과 마찬가지로 내 몸은 도망칠 준비를 한다는 것입니다. 호흡이 빨라지고 심장도 빨리 뛰고 진짜 스트레스와 마찬가지로 건강에 해로운 반응들도 일어나게 되죠.

이러한 심리적 스트레스가 중요한 이유는 조절 가능하기 때문입니다. 안 좋은 일이 벌어지거나 위협적인 상황이 나타나는 것을 피하기는 쉽지 않습니다. 하지만 심리적인 스트레스는 내가 마음먹기에 따라 얼마든지 줄여나갈 수 있습니다. 이제 줄일 수 있는 방법 5가지를 알려드리겠습니다.

① 탈출구를 만드세요

일종의 화풀이입니다. 스트레스 주는 상황에서 벗어날 수 있는 탈출구가 있다면 당연히 도움이 될 것입니다. 물론 탈출구가 없으니 스트레스를 계속 받고 있겠지만요. 그래도 심리적 스트레스만큼은 우리가 탈출구를 만들 수 있습니다. 티비에서 자주 보는 벽을 때린다든가 밥상을 엎거나 소리를 지르는 행동도 이런 것의 일종이죠. 실제로 효과가 괜찮다고 합니다. 다행인 점은 직접 그러지 않고 저런 행동을 상상만 해도 효과가 있다고 하네요. 좀 더 생산적이고 장기적 효과를 볼 수 있는 방법은 운동을 하거나 좋아하는 취미에 몰두하거나 음식을 먹는 방법도 있겠네요. 모두 심리적 스트레스를 완화시켜 줄 수 있습니다.

② 사교활동을 하세요

심리적 스트레스뿐만 아니라 직접적인 스트레스 상황에서도 도움이 됩니다. 나한테 잘해준다고 생각하는 사람, 친하다고 느끼는 사람과 함께 있기만 해도 스트레스를 훨씬 덜 받는다고 하네요. 가까운 사람들이 정서적인 지지까지 해준다면 더욱 좋겠죠. 친한 사람이 없으시다고요? 그럼 건강을 위해 만드세요. 외로운 사람들이 각종 질환에 시달릴 확률이 훨씬 높답니다.

③ 예측 가능성이 중요합니다

앞으로 어떤 일이 일어날지 미리 알고 당하면 받는 스트레스가 많이 줄어든다고 합니다. 어찌 보면 당연한 이야기입니다. 유명한 동화로 예를 들면, 쥐는 고양이가 언제 나타날지 몰라 늘 스트레스를 받고 있습니다. 그래서 고양이 목에 방울을 달기로 하죠. 언제든지 고양이가 나타나면 소리가 나게끔 한다는 것입니다. 그럼 평소에는 마음 편히 있을 수 있겠죠. 일상생활에 적용한다면 여러 가지 업무에 대해 메모를 습관화하고 알람을 많이 활용하면 여러 가지 일에 대한 생각을 많이 덜어낼 수 있을 겁니다.

④ 내 맘대로, 생각한 대로

내 맘대로 되는 일이 있어야 합니다. 그게 스트레스 상황과 아무 상관이 없더라도요. 시험 기간에 공부가 잘 안되고 스트레스를 많이 받게 됩니다. 이때 내 맘대로 작동되는 장난감을 갖고 놀거나 아주 쉬운 퍼즐 같은 것들을 풀면 스트레스의 영향을 많이 줄일 수 있습니다. 실제 시험에 도움이 안 된다는 것을 잘 알지만 내 맘대로 되는 뭐라도 하면 도움된다 그러네요. 아니면 시험 보고 나서 남 탓하는 것도 한 방법이 될 수는 있지만, 남 탓은 스트레스를 높이는 역할도 하기 때문에 효과적이라 보기는 어렵습니다.

⑤ 싫은 일 먼저 하세요

뭐든지 자꾸 당하면 익숙해지기 마련입니다. 크게 안 좋은 일을 많이 겪은 사람은 어지간한 일에는 심리적 스트레스를 잘 안 받는다는 것이죠. 그럼 스트레스를 적게 받기 위해 전쟁터라도 다녀오라는 얘기인가요? 물론 아닙니다. 스트레스받는 일이 여러 가지 있을 때, 가장 하기 싫고 고통스러운 일부터 처리하세요. 그러면 나머지는 정서적으로 건강하게 해결 가능합니다.

　심리적 스트레스를 최대한 줄여나가는 방법에 대해 알아보았습니다. 이들 중 일부는 실제로 존재하는 안 좋은 상황에서도 응용할 수 있겠네요. 이 방법들은 신경생리학 연구 자료를 기초로 만든 것들입니다. 뇌와 스트레스 호르몬을 살펴서 만든 방법인 것이죠. 이렇게 스트레스를 연구하는 신경생리학자들은 최근 들어 명상에 관심을 갖기 시작했습니다. 이어서 계속 알아볼게요.

명상? 이상한 사람들이 하는 것 아닌가?

흔히들 '명상'하면 이상한 종교의식이나 폭포수 아래 앉아있는 것들을 먼저 떠올리실 것입니다. 좀 더 이미지가 좋은 경우에는 요가나 불교의 참선 같은 것들이 떠오르겠죠. 이런 명상은 대부분 종교적인 목적에서 수행됐기에 이런 이미지로 남은 것이겠죠.

1990년대 후반부터 환자의 치료에 명상을 도입하려는 움직임은 있었습니다. 주로 긴장을 많이 하거나 스트레스받는 사람들을 위한 일종의 이완시키는 방법으로 활용한 것이죠. 하지만 그때도 종교적인 색채를 완전히 배제하진 못했습니다. 그러다 2000년대 중반 넘어서면서부터, 많은 신경과학자들이 명상에 대해 연구하기 시작했고, 그 효과가 과학적으로 입증되었습니다. 덕분에 치료에 불필요한 부분은 배제하고 누구나 쉽게 접근할 수 있게 다듬어진 명상법들이 많이 개발되게 되었죠.

그 중 대표적인 것이 마음챙김(mindfulness) 명상입니다. 처음엔 이름만 듣고 신흥 종교의 명상법인 줄 알았죠. 사실 마음챙김 명상은 불교의 한 종파인 '위파사나'에서 나온 명상법입니다. 여기서 sati라는 내용을 영어로 mindfulness라고 이름 붙였고, 한국으로 넘어오면서 마음챙김으로 바뀐 것이죠. 결국, 마음챙김 명상은 불교식 명상법을 치료용으로 바꾼 것이라

볼 수 있겠습니다.

이런 마음챙김 명상은 주로 미국에서 우울증, 불안, 공황장애, 만성 통증성 질환, 신경성 질환에 다양하게 응용되고 있습니다. 물론 우수한 치료 효과를 입증했고요. 이에 이 명상법을 스트레스 감소에도 응용하고자 더욱 연구 개발하여 MBSR(mindfulness-based-stress reduction)이라는 치료법을 개발해냈습니다. 환자들이 쉽게 응용할 수 있는 명상법이지요. 이 MBSR은 한국에도 도입되어 사용되고 있으며, 독자적으로 한국 정서에 맞게 보완하여 K-MBSR이라는 것도 만들었다고 합니다.

사실 과민대장증후군 환자에게 권장할만한 명상법은 이 외에도 많이 있습니다. 아우토겐이라던지 EFT 같은 방법들이죠. 하지만 가장 과학적으로 연구가 많이 된 것은 역시나 마음챙김 명상이라 우선적으로 소개해드렸습니다. 아무래도 명상에 대한 편견이 많을 수밖에 없기 때문에 과학적 근거가 탄탄하고 임상에서 많이 적용된 것을 추천해 드려야겠지요. 이완을 중심으로 하는 명상은 종류와 관계없이 과민대장증후군에 도움이 됩니다. 단, 종교적인 색채가 짙다면 치료용으로 적합하지 않을 수 있으니 다른 명상법을 찾아서 해주시는 것이 좋습니다.

운동은 누구에게나 필요하다

　다른 질환에 비해 과민대장증후군에서는 운동의 중요성이 간과되는 것 같습니다. 사실 소화기 질환 대부분이 그렇듯이 과민대장증후군도 운동과의 관련성에 대한 연구가 거의 없다시피 하죠. 하지만 분명 운동이 여러 증상을 경감시켜주는 데 도움이 된다는 연구 결과가 존재합니다. 하루 20분~한 시간 정도의 살짝 땀이 날 정도의 운동을 주 3회 이상 해주면 장기적으로 봤을 때 증상이 덜 나타나고, 나타날 때도 훨씬 약하게 나타난다고 합니다. 어떤 종류의 운동이 더 좋은지는 알려진 바가 없지만 다른 유사한 질환들에 비추어 보았을 때, 수영이나 조깅과 같은 유산소 운동과 스쿼시, 검도 같은 때리면서 스트레스 푸는 운동들이 좋을 것으로 생각됩니다.

　운동의 종류보다 중요한 것은 빈도와 시간, 강도입니다. 과민대장증후군을 위한 것이라면 그렇게 높은 강도로 운동할 필요는 없습니다. 일부 환자에게는 지나친 운동이 오히려 해가 될 수도 있죠. 보통 30~40분 정도 운동하고 나서 특별히 큰 피로를 느끼지 않는 수준의 운동이 적당합니다. 그렇다고 땀 한 방울 안 날 정도의 운동이어선 효과가 없겠죠. 이 정도 수준의 운동을 꾸준히, 매일 하시는 것을 추천합니다. 이런 방식의 운동은 위와 장의 정상적인 연동 운동을 도와주기 때문이죠. 운동하고 나서 식욕이 좋아진다면(다이어트에 도움 안 되더라도) 적당한 수준의 운동을 하고 계신 것입니다. 바쁜 일상에서도 꼭 짬을 내서 운동은 해주세요.

농촌이나 어촌보다 도시에 사는 사람들이 과민대장증후군을 앓을 확률이 높습니다. 운동 부족일 수도 있고 도시 생활이 스트레스를 많이 받아 그럴 수도 있지만, 해를 적게 쬐는 것이 한몫한다고 볼 수도 있습니다. 앞서 살펴본 대로 비타민D가 과민대장증후군 발병에 영향을 미치는데, 비타민D는 해를 쬐면 우리 몸이 스스로 합성할 수 있기 때문이죠.

그래서 기왕이면 운동할 때나 산책할 때, 해가 떠 있는 시간에 야외에서 해주시길 당부드립니다. 아무래도 실내보다 공기도 좋고 야외에 있으면 실내에 있을 때보다 아무래도 운동량도 많아지기 때문이죠. 큰 노력을 기울이지 않고 실천할 수 있는 가장 좋은 방법 중 하나입니다.

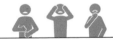

과민대장증후군 환자를 위한 병원 사용 설명서

과민대장증후군으로 고생하신 분들, 특히 책을 사서 읽을 정도로 고민 많으신 분들은 병원에 많이 다녀오셨을 것이고 실망과 회의감에 빠져 계실 겁니다. 가도 특별한 이야기도 안 하고 그냥 "과민대장증후군이네요. 약이나 며칠 드세요." 이런 식으로 반응하니까요. 난 힘들어 죽겠는데 증상이 심하거나 말거나 별거 아닌 투로 무시당하는 기분이 들 때도 있죠. 병원을 바꿔봐도 비슷한 반응뿐이고 주는 약도 거기서 거기입니다. 이렇게 오래, 심한 증상으로 고생하고 있는데 그냥 어쩌다 배탈이 난 것 취급하며 제대로 치료해주지도 않는 느낌을 받죠. 그래서 좀 다른 뭔가를 찾아보면 대장 내시경을 권하고, 힘들게 약 먹어가며 내시경을 봤지만, 별거 없네요. 깨끗하네요. 혹은 염증이 약간 있긴한데 이렇게 증상 심할 정도는 아니란 이야기만 듣고 맙니다.

병원에서는 어차피 그 순간을 넘기는 약만 주니까, 대학병원까지 가봐도 크게 달라지는 것이 없으니까 민간요법이나 한의원을 찾게 됩니다. 일단 병원에 가도 별 뾰족한 수가 없으니 가족이나 주변 지인들이 안타까운 마음에 이게 좋다더라, 저게 좋다더라. 막 아무거나 추천을 해주고, 내가 믿는 분들의 추천이니 또 한 번 믿고 이것저것 먹어보게 되죠. 워낙 건강기능식품 시장이나 민간요법 시장이 넓어서 저도 다 확인해보진 못했지만 대부분 산에서 자라는 풀이나 효소 담근 것이더라고요. 문제는 이런 것 먹고 안 낫는 것은 괜찮은데, 증상이 더 나빠지는 경우가 많다는 것입니다. 특히 효소, 발효 이런 말 들어있는 것은 조심하셔야 합니다. 발효된 것 자체가 가스를 생성하기 때문에 과민대장증후군엔 좋지 못합니다. 심지어 제대로 발효시키지 않은 제품들이 대부분이고요. 몇몇 약초들은 실제 한의학에서도 활용할 정도로 효과 있는 것들도 있지만 좀 먹다 보면 다시 그냥 그렇습니다. 민간요법을 대하실 때는 밑져야 본전이라고 생각지만 마시고 항상 먹어서 더 나빠질 수도 있다는 점을 명심해주세요. 우리나라에서 자라는 거의 모든 풀은 한의학에서 검증이 끝난 것이고 실제 효과가 있는 것들은 전부 한약으로 쓰고 있습니다. 스스로에게 임상 시험을 하지 않아도 말이죠.

과민대장증후군 환자들은 거의 마지막에 한의원을 찾습니다. 병원도 가보고 민간요법도 효과가 없을 때 지푸라기라도 잡는 심정으로 말이죠. 일단 약 가격도 만만치 않고 뉴스에선 맨날 간독성이 어떻다고 그러고 한의원에서 무슨 사고가 났고, 병원에선 한약 먹으면 미개하다고만 이야기하고 말입니다. 아무래도 믿음이 가지 않는 것이 사실이죠. 몇천 년 전통의학이라는데 그만큼 옛날 꺼라 효과도 없을 것 같고요. 하지만 뭘 해도 안 들으니 한 번 들려봅니다. 그리고 대부분의 환자분들은 생각보다 효과가 좋다는데 만족하십니다. 한의학으로 과민대장증후군을 빠르게 완치할 수 있다고 하면 거짓말이지만 일정 기간 관해기를 만들고 유지하는 것은 가능하니까요. 그래서 계속 한약 치료를 받고 싶은데, 몸도 적당히 견딜 만하겠다 약값도 부담되고 하니 적당히 치료를 중단합니다.

그럼 이제 이렇게 주먹구구식으로 아무 데나 찔러보는 것 말고 어떻게 해야 체계적으로 병원을 활용할지 알려드리겠습니다. 건강과 가정 경제 모두를 생각하는 방식으로요.

우선, 과민대장증후군 환자분들은 모두 증상이 심해지는 시기와 좀 완화되는 시기가 존재한다는 것을 인지해주세요. 아무 일이 없어도 흐름에 따라 변하기도 하고, 심적으로 힘든 시기가 오면 증상이 일시적으로 악화되기도 합니다. 우리의 목표는 안 좋은 시기를 잘 넘기고 완화되는 시기에 좀 더 호전을 노려보는 것입니다.

안 좋은 시기는 설사형 환자에겐 심하게 설사를 반복하는 날이겠고 변비형 환자에겐 지나치게 오래 변을 못 보거나 교대형으로 넘어가는 시기이겠네요. 혹은 사회적으로 중요한 일정을 앞둔 시기가 될 수도 있습니다. 장 때문에 활동을 방해받아선 안 될 그런 시기요. 안 좋은 시기를 넘기는 가장 좋은 방법은 병원에 가는 겁니다. 그냥 맨날 똑같은 그 약을 주지만, 그 약이 생각보다 잘 듣습니다. 약 분류도 항우울증약 이런 식으로 쓰여 있고 먹고 싶지 않게 생기긴 했지만, 그 시기를 잘 넘기는 데는 그만한 약도 없습니다. 특히 중요한 일정을 앞두고 있다면 약을 미리 받아두셨다가 장이 안 좋아지면 바로 드시는 방법도 괜찮습니다. 과민대장증후군에 일반적으로 쓰는 약들은 내성이 별로 없고 주기적으로 먹었을 때 큰 해가 된다는 얘기도 없기 때문이죠. 비교적 안전한 약이니까 급한 불 끄는 데는 적극적으로 활용해주세요. 그렇게 가다 보면 언젠가 저절로 좋아지는 나이가 되어있을 것입니다.

좋은 시기에는 장 건강이 좋아지는 방법을 사용해볼 수 있습니다. 안 좋은 시기에 증상이 덜 나타나게 할 수도 있고, 좋은 시기를 오래 유지하게 할 수도 있죠. 치료가 잘 맞는다면 증상이 없는 관해기를 유지할 수도 있을 것입니다. 비타민D, 유산균 등 과민대장증후군에 효과 있는 것으로 밝혀진 영양제를 섭취할 수도 있겠고 한의원에 다니는 것도 좋은 방법이 될 수 있습니다. 다양한 민간요법은 위험성과 부작용이 있거나 효과가 없어서 안 쓴다는 것을 꼭 유념해주시고 이런 치료를 원하신다면 한의원에 내원해주세요. 한약 치료는 좋은 시기를 오래 유지하는 방법 중 가장 많은 지지를 받는 치료입니다. 그렇다고 한약으로 완치를 하거나 먹으면 백프로 증상이 없어지거나 하진 않습니다. 더러 잘 맞는 분들은 그렇게 되긴 하지만 그걸 자신할 정도의 치료율은 아직 아닙니다.

만약 과민대장증후군이 있으시면서 건강에 대한 과한 염려, 우울한 기분, 이로 인한 스트레스, 의욕 상실, 막연한 두려움 같은 정서의 변화가 있으시다면 반드시 한의원이나 병원에 가보시길 바랍니다. 과민대장증후군과 함께 오는 우울증 초기일 수 있으니 이건 스스로 케어하는 것보단 정확한 치료가 필요한 시점입니다. 가능하다면 과민대장증후군과 우울증의 상관관계를 잘 아는 의사를 찾으시면 더 좋겠죠.

이렇게 자신의 상태에 맞는 적당한 병원을 골라 이용하시는 것이 좋습니다. 인터넷에 도는 정말 많은 정보들이 있고 이것들 대부분이 광고라 정확한 정보가 아닙니다. 게다가 질환을 이해하는데 충분한 양의 정보가 모여 있는 곳도 없다시피 하니 이제 이런 정보들에 휘둘리지 마시고 나에게 맞는 의료기관을 적극적으로 활용해보세요. 잘 모르시겠다면 한의원, 병원에 가셔서 고쳐줄 때까지 집요하게 치료를 받으세요. 내가 적극적이어야 의사도 적극적으로 치료합니다. 워낙 흔한 병이고 큰 문제를 일으키지 않는 병이라 병원에 가면 소홀히 대하니까요.

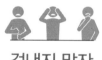

겁내지 말자

    지금까지 과민대장증후군에 대한 많은 이야기를 나누었습니다. 의학적으로 생소한 이야기도 많이 있고 우리 상식과 잘 맞는 이야기도 있었을 것입니다. 제가 과민대장증후군 환자들 중 증상이 심하거나 오래된 환자들을 볼 때마다 느낀 점이 있습니다. 다들 너무 이 병을 두려워하고 계신다는 점입니다. 과민대장증후군은 이것 자체로 사람이 죽거나 중환자가 되는 질환이 아닙니다. 물론 그렇게 만드는 질환만큼 불편하고 삶의 질을 엉망으로 만들긴 하지만요. 너무 두려워하시지 않으셔도 괜찮습니다. 버티고 버티다 보면 결국 좋아지는 질환입니다.

    과민대장증후군에 활용하는 많은 치료법, 약, 운동, 음식 관리까지 모두 알려드렸습니다. 이제 지켜야 할 수많은 것들에 둘러싸여 스트레스받고 계시겠지요. 하지만 제가 이 책을 통해 하고자 하는 이야기는 이런 것들을 잊어버리라는 것입니다. 한 번 보셨으니 대강 기억해두셨다가 생각나면 지키고 잊어버리면 그만인 거고 그렇습니다. 과민대장증후군의 핵심에는 스트레스가 자리 잡고 있습니다. 이런 것 지키는 것이 모두 다 커다란 스트레스입니다. 마음을 편히 갖고 일상을 즐겨주시면 그게 가장 좋은 치료가 될 수 있습니다. 음식을 두려워 마시고 잠자는 것도 두려워 마세요. 간혹 잘못된 행동으로 증상이 나빠질 수 있지만, 그때 다시 책을 펴시고, 병원에 다녀오시면서 잠시만 신경을 써주세요. 그러면 금방 관해기로 돌아올 것입니다.

뒤에 이어지는 내용은 과민대장증후군의 치료와 관련된 내용들입니다. 그냥 읽기에 좋은 내용은 아니니 필요할 때 찾아보는 방식으로 봐주시면 될 것 같습니다.

"이제, 책을 덮고 밖으로 나가세요!"

각종 민간요법,
쓸만할까?

아무래도 병원에 가도 뾰족한 치료가 안 되다 보니 각종 민간요법이 많이 성행하고 있습니다. 그런데 이런 민간요법들도 사실 아무런 도움이 안 되고 건강에 해만 입히는 경우가 많죠. 과민대장증후군에 사용하는 민간요법은 워낙 종류가 다양하여 다 채집할 수 없지만, 그중 유명한 것들 위주로 설명하도록 하겠습니다.

결명자

결명자는 한의학에서 눈을 맑게 하고 두통을 치료하는 목적으로 많이 사용합니다. 머리, 얼굴 쪽의 염증성 변화를 가라앉히는 약이죠. 하지만 과민대장증후군에 결명자를 사용하는 것은 이런 효능 때문이 아니라 변비를 푸는 효과 때문입니다. 결명자 자체의 약성과 무관하게 단단한 섬유질을 포함하고 있어 변비와 그로 인한 복부 팽만감을 해소하는 데 도움을 줍니다. 단, 질병을 치료하는 의미가 아니라 그냥 섬유질이 많은 음식을 먹고 잠시 변비가 해소되는 것이죠. 굳이 결명자를 찾아서 드실 필요 없이 다른 채소를 드셔도 상관없습니다.

깽깽이풀

깽깽이풀은 '선황련'이라고도 불리는 풀입니다. 황련의 대용품으로 인식되기도 하여 이런 이름이 붙은 것 같습니다. 요즘은 황련 구하기가 어렵지 않아 한의학에서 잘 쓰이지 않는 약초이기도 합니다. 민간에서 주로 염증과 감염에 대응하여 사용하는 경우가 많으며, 식중독이나 장염으로 설사할 때 활용 가능합니다. 다만, 과민대장증후군에는 잘 맞지 않는 약이며 많이 먹으면 크게 탈이 나는 약이기도 하기 때문에 가급적 드시지 않는 것이 좋습니다.

고구마

고구마가 장에 좋다는 이야기는 워낙 많이 나와서 이젠 상식에 가까워졌습니다. 수분과 섬유질이 풍부해서 변비 있으신 분들께는 추천하는 식품 중 하나죠. 과민대장증후군 환자분들께도 추천하는 음식이긴 하지만, 복부 팽만감이 심한 분, 가스가 많이 생기시는 분이나 심한 설사형 환자분들은 안 드시는 것이 좋습니다.

고들빼기

고들빼기는 주로 염증과 화농성 질환에 적용 가능합니다. 사실 항생제가 워낙 잘 나와서 이제는 약으로 거의 쓰이지 않죠. 약간의 소화를 돕는 기능도 있다고 하지만 다른 더 좋은 약초나 약제들이 많이 나와 있어서 이런 방향으로도 잘 쓰이지 않습니다.

꿀풀

몇몇 민간 약초를 활용하는 책이나 인터넷 정보를 보다 보면, 꿀풀을 장이 안 좋을 때 응용하는 내용이 나옵니다. 하지만 꿀풀은 소화기에 도움되는 기능이 거의 없다시피 합니다. 왜 이런 내용이 도는지는 모르겠지만 과민대장증후군에는 아무 도움이 안 되니 드실 필요 없습니다.

도토리

도토리는 대장을 튼튼하게 만들어 만성적으로 설사하는 사람에게 사용합니다. 단순히 탄닌 성분이 많이 포함되어 있기 때문에 일시적으로 설사 멎는 데 도움을 준다고 볼 수도 있지만, 장복하면 그보다 우수한 효과를 볼 수 있다고 합니다. 가격도 비싸지 않고 별다른 부작용도 없으니 설사형 환자라면 한번 해볼 만한 시도라고 생각합니다.

마(참마)

마는 한약재로 쓰일 때는 '산약'이라 불립니다. 여러 효능을 갖고 있으며 특히 소화기가 약해 설사하는 환자에게도 자주 쓰이죠. 그렇다고 지사제처럼 강제로 설사를 멎게 하는 기능이 있는 것은 아니기 때문에 변비 환자가 먹어도 괜찮은 식품입니다. 다만 마를 먹고 효과를 보는 환자들은 전체 과민대장증후군 환자 중 아주 적은 숫자이기에 치료에 적극적으로 활용하고 싶다면 한의사의 처방에 따라 사용하시는 것이 좋습니다.

마늘

한국 음식에 거의 빠지지 않는 마늘입니다. 맛도 좋고 몸에도 좋다고 알려져 있죠. 하지만 마늘은 과민대장증후군 환자에겐 맞지 않는 음식 중 하나입니다. 장을 자극하는 성분이 있으면서 FODMAP을 많이 포함하고 있기 때문이죠. 변비형 환자의 경우 일부러 챙겨 먹지만 않으면 되고 설사형 환자의 경우엔 의식적으로 줄여서 드시는 것이 좋습니다.

매실

매실은 소화가 안 될 때 가장 많이 먹는 민간 소화제입니다. 사실 소화 촉진 효과는 그렇게 크지 않고 복통을 진정시키는 효과가 있는 식품입니다. 다 익은 매실을 설탕에 절여 먹는 것이 대부분인데, 실제 약으로 매실을 쓸 때는 덜 익은 것을 사용해야 효과가 좋습니다. 너무 큰 기대는 마시고 식사 후 기분 좋은 디저트로 생각해주시면 됩니다.

민들레

민들레는 민간에서 정말 많이 쓰이고, 사용되는 목적도 제각각인 약초입니다. 그도 그럴 것이 민들레는 약한 항생제 같은 효과를 보여주기 때문이죠. 온몸 여기저기 감염성 질환이 생기면 뭐든지 효과를 볼 수 있기 때문에 아무 데나 아프면 민들레를 캐다 먹는 사람들도 있습니다. 아쉽게도 과민대장증후군 환자에게는 별 도움될만한 효능이 없습니다.

부추

우리가 흔히 먹는 부추는 한약으로 잘 쓰이지는 않지만 연구된 바는 많은 식품입니다. 워낙 순한 약초여서 김치 담궈 먹을 정도니 약으로 쓰진 않는 것이죠. 부추는 배를 따뜻하게 하고 소화기를 튼튼하게 해주는 효능이 있습니다. 섬유질에 아주 민감한 설사형 환자가 아니라면 반찬으로 자주 드시는 것이 좋습니다. 단, 맵게 요리하면 오히려 도움이 되지 않으니 주의해주시고요.

생강

생강은 마늘과 달리 위와 장에 좋은 음식입니다. 매운맛이 강하지만 장에 자극이 큰 편은 아니라고 하네요. 실제 생강은 한의학에서 기능성 소화기 질환을 치료할 때 자주 사용됩니다. 일부러 찾아 먹을 정도는 아니지만, 대부분의 과민대장증후군 환자에게 도움이 될만한 식품이죠. 단, 설사가 심하게 지속되는 기간 동안에는 피해주시는 것이 좋습니다.

산초

산초는 민간에서 상한 음식을 먹고 배탈이 났을 때, 체했을 때 활용하는 약초이자 향신료입니다. 실제로도 소화를 돕는 효과가 괜찮은 편이죠. 평소엔 괜찮다가 소화가 갑자기 안 되는 경우 한 번쯤 드셔볼 만하기는 하지만, 더 좋은 약이 많아서 잘 안 쓰입니다. 산초는 위장 자극 효과가 있기 때문에 많이 드시는 것은 삼가세요.

알로에

알로에는 자연식품 치고는 강한 힘으로 변비를 밀어냅니다. 드셔보신 분들은 다 아시겠죠. 일회성으로 변비를 풀어주는 데 도움이 되긴 합니다만 과민대장증후군이 나아지는 데는 별다른 도움이 되지 못합니다.

애기땅빈대, 비단풀

애기땅빈대는 주변에 흔히 자라는 잡초 중 하나입니다. 한국에서는 쓰이지 않으며 중국에서는 '반지금'이란 이름으로 불리죠. 각종 감염성, 출혈성 질환을 치료하는 약으로 이질에도 효과적이라 알려져 있습니다. 아주 일부의 과민대장증후군 환자에게 맞을 수 있으나 대부분의 환자에게는 효과가 별로 없으리라 생각됩니다.

양배추

양배추는 위를 보호하는 성분이 있어 속 쓰림, 위염, 위궤양에 효과적입니다. 위장이 같이 안 좋은 과민대장증후군 환자에겐 도움이 될 수 있습니다.

양배추는 또한 섬유질과 포드맵을 많이 포함한 식품입니다. 변비를 풀어내는데도 큰 도움이 됩니다만, 반대로 설사형 환자의 경우 많이 먹으면 속이 더부룩하고 설사가 심해질 수 있습니다.

연꽃, 연근, 연씨

연꽃은 버리는 것 하나 없이 두루두루 약으로 사용하는 풀입니다. 여러 부위를 약으로 쓰는데, 부위별로 효과가 다른 것이 특징이죠. 과민대장증후군에는 연꽃의 씨앗을 사용할 수 있습니다. 한의학에서는 연꽃 씨앗을 '연자'라고 부르며 마음을 안정시켜주고 소화기를 튼튼하게 만들어 설사를 멎게 한다고 이야기합니다. 다만 복부 팽만감이 있는 경우나 변비에는 사용하면 안 되는 약이고 함께 사용하여야 하는 약이 있으니 한의사의 처방 하에 사용하시는 것이 바람직합니다.

예덕나무

예덕나무는 '야오동'이라고 불립니다. 민간에서는 이 나무를 동네마다 다른 용도로 응용하고 있습니다. 한의학에서는 주로 출혈성 질환이나 감염성 질환에 응용하는데요, 사실 쓰임이 많은 약재는 아니어서 연구가 부족합니다. 과민대장증후군에는 응용할 수 있는 효과가 없다시피 합니다.

이질풀

이름부터 이질풀입니다. 민간에서 감염성 설사를 치료하는 데 사용하죠. 과민대장증후군의 치료와는 별로 관계없습니다.

인삼

인삼은 한약으로도 민간에서 보약으로도 정말 많이 활용되고 있습니다. 인삼의 많은 효과 중 하나가 소화기를 튼튼하게 만드는 것인데요, 실제 과민대장증후군에 많이 처방하고 있습니다. 한의학적으로 보았을 때 홍삼과 인삼은 거의 같다고 이야기하며, 두 가지 모두 좋은 기능만큼 부작용도 큰 약이니 일반적인 건강을 위해 조금씩 드시는 것은 상관없으나 치료 목적이라면 반드시 한의사와 의논하시고 사용하시는 것이 좋습니다.

토란

토란은 약으로 쓸 때는 종기, 피부염증을 치료하는 데 사용합니다. 그리고 소화기가 허약한 것을 고쳐주는 효과도 미미하게 있죠. 과민대장증후군에 사용할 수는 있으나 효과가 워낙 약해 잘 사용하진 않습니다.

청국장

낫토, 청국장이 건강에 좋다는 이야기가 한동안 유행하면서 과민대장증후군 환자들도 많이 먹기 시작했습니다. 실제 청국장이 몸에 좋은 성분이 많긴 합니다만, 과민대장증후군에는 도움이 되는지 안 되는지 알려진 바가 없습니다. 그렇다고 나쁠 것도 없다고 보고요. 과민대장증후군 때문에 일부러 분말이나 환으로 만들어서 먹을 필요까진 없다고 생각합니다.

각종 효소

보통 효소라 하면 인체의 대사를 돕는 효소나 음식을 분해하는 소화효소를 이야기합니다. 그런데 특이하게도 우리나라에선 발효된 모든 것들에 효소라는 이름을 붙여 판매하더군요. 발효와 효소는 전혀 다른 것인데 말입니다. 아무튼, 시판되는 대부분의 무슨 무슨 효소들은 설탕물로 발효시킨 것입니다. 원재료가 무엇이든 이런 식으로 발효한 음식이 과민대장증후군에 도움되긴 힘듭니다. 포드맵을 보셔서 아시겠지만, 과민대장증후군 환자의 대장은 발효와는 친하지 않으니까요. 몸에 좋은 것이 있다면 발효시키지 말고 그냥 드시는 것을 추천합니다.

글루텐 프리 음식 목록

글루텐은 밀, 보리, 호밀에 들어있는 단백질 성분입니다. 육류나 과일과는 무관한 물질이며 곡류로 만든 음식, 특히 반죽하여 만든 음식에 자주 들어있죠. 글루텐이 들어있지 않은 재료로 만들거나, 화학적으로 글루텐을 제거한 식단을 글루텐 프리 식단이라고 부르며 그 목록은 아래와 같습니다.

글루텐이 없는 식품	글루텐 프리 표기를 확인해야 하는 가공식품	글루텐 포함된 식품
메밀 옥수수 아마 쌀 감자 콩 퀴노아 수수 기장 타피오카 테프 견과류	맥주 제과류 사탕 시리얼 면류 샐러드 드레싱 각종 소스 시즈닝 튀김음식 국물 요리	보리 호밀 라이밀 밀 반죽을 부풀려 만든 모든 음식(빵, 피자, 만두 등) 카뮤 통밀가루 세몰리나

포드맵(FODMAPs)을 포함한 음식 목록

식품 분류	저포드맵	고포드맵
채소	죽순, 콩나물, 브로콜리, 양배추, 당근, 셀러리(5cm 이하), 병아리콩(1/4컵), 호박, 오이, 가지, 녹두, 풋고추, 케일, 양상추, 감자, 주키니호박, 고추 파(녹색부), 고구마, 토마토, 무	마늘, 양파, 아스파라거스, 콩류, 콜리플라워, 사보이양배추, 깍지완두, 버섯류, 완두콩, 파(흰 부분), 부추, 아티초크, 치커리, 옥수수, 후추
과일	바나나, 블루베리, 크랜베리, 귤, 키위, 레몬, 오렌지, 파인애플, 라즈베리, 루바브, 딸기	사과, 살구, 아보카도, 블랙베리, 자몽, 망고, 복숭아, 배, 자두, 포도, 건포도, 수박, 멜론, 말린 과일
고기	소, 닭, 양, 돼지, 햄류, 칠면조	소시지, 육가공식품
곡류	오트밀, 퀴노아, 글루텐프리밀가루, 메밀, 감자칩, 옥수수가루, 팝콘, 프레젤, 쌀 또띠아	보리, 쌀겨, 쿠스쿠스, 뇨끼, 크래놀라, 뮤슬리, 머핀, 호밀, 밀가루 음식, 귀리
견과류	아몬드(15알), 밤, 호두, 치아씨, 헤이즐넛, 마카다미아, 땅콩, 피칸(15알), 호박씨, 참깨, 해바라기씨	캐슈, 피스타치오

유제품 및 우유 대용품	아몬드유, 코코넛밀크, 유당분해우유, 두유(대두단백으로 만든 두유), 버터, 다크초코릿, 밀크초코릿, 브리치즈, 까망베르치즈, 체다치즈, 커티지치즈, 페다치즈, 모짜렐라치즈, 파마산치즈, 스위스치즈	우유, 산양유, 양유, 우유죽, 두유(콩으로 만든 두유), 크림, 커스타드, 요거트, 아이스크림, 사워크림, 크림치즈, 리코타치즈
조미료	바비큐소스, 마늘기름, 당밀, 딸기잼, 마요네즈, 머스타드, 간장, 토마토소스	믹스베리잼, 크림소스, 랠리쉬, 차지키소스
감미료	아스파탐, 글루코스, 아세설팜, 사카린, 스테비아, 슈크로오스, 설탕	아가베, 액상과당, 꿀, 이눌린, 이소말트, 말티톨, 만니톨, 소르비톨, 자일리톨
음료	맥주(한잔까지), 블랙커피, 핫초코, 허브티(약하게), 오렌지주스(125ml), 페퍼민트, 물, 와인(한잔)	코코넛워터, 사과주스, 배주스, 망고주스, 액상과당이 첨가된 음료, 회향차, 포트와인

과민대장증후군의
실제 치료

이제 우리가 접할 수 있는 과민대장증후군에 관한 모든 이야기를 나눠보았습니다. 좀 실마리가 잡히시나요? 사실 모든 질환이 그렇듯 과민대장증후군도 이론만 잘 안다고 쉽게 나을 수 있는 것은 아닙니다. 복습할 겸, 보다 생생하게 접할 수 있도록 함께 살펴보았던 요소들이 실제로는 어떻게 적용되는지, 어떤 과정을 거쳐 회복되는지 유형별로 한번 살펴보도록 하겠습니다. 모두 제가 실제 치료한 환자들 이야기이며 논문처럼 자세히 적기보다는 이해하기 쉽게 풀어나가도록 하겠습니다. 제가 가진 많은 치료 사례 중 흔히 보이는 증상, 치료 과정이 어렵지 않은 것 위주로 골라보았습니다.

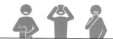

잔변감을 동반한 대변 이상, 가스

　30대 초반의 남자분입니다. 사회생활을 본격적으로 시작하면서 배가 사르르 아파오는 복통과 식사 후 바로 나타나는 설사 등의 증상이 심해지기 시작했으며, 배는 항상 가스가 차 있어 답답하고, 가끔 배에서 물이 내려가는 소리도 나기 시작했습니다.

　이러한 증상은 긴장을 하면 좀 더 심해지고, 이에 따라 하루에도 몇 번씩 화장실에 가야 했으며, 한번 화장실에 가게 되면 한 시간 정도가 걸릴 정도로 잔변감이 심했습니다. 이로 인해 사회생활에 지장을 받게 되고, 사회로부터 고립되며 우울증이 오면서 우울증약을 복용하게 되었고, 다시금 정서 변화에 영향을 받은 과민성 대장증후군에 해당하는 증상들이 점차 악화되고 있었습니다.

　저희 한의원에 처음 찾아오셨을 때는 HRV 검사 결과 자율신경계 가운데 교감신경의 활동이 많이 감소되어 있으며, 체지방도 정상 범위보다 많이 낮아져 있고, 안색이나 맥상에서도 전체적인 컨디션이 많이 감소되어 있는 것으로 나왔습니다. 전형적인 자율신경계 문제로 인한 과민대장증후군이니 음식에 의한 것, 장내 유해균 관련한 문제는 나중에 고민하기로 했습니다. 물론 정확한 치료를 위해 처음부터 모두 확인해보면 좋지만, 시간과 비용 측면에서 효율적인 치료를 해야 하니까요.

이미 병원에 숱하게 다녀본지라 병원 약이 효과 없는 것은 알고 있었기에 치료 계획에서 빼버렸습니다.

이 환자분은 여러 증상이 있지만 우선 가장 불편하다고 하시는 설사와 잔변감 증상을 먼저 해결해 보기로 했습니다. 다양한 증상을 모두 한 번에 고치려 한다면 치료 계획부터 산으로 가는 경우가 많아 초기에는 주증상에 집중하는 경우가 많습니다. 기능의학, 한의학 관점에서 본다면 대개의 질환은 일정이상 몸 상태를 회복시켜주면 자연치유능력이 자잘한 문제들은 스스로 해결해줄 것이니 크게 개의치 않는 것도 있고요.

치료 방법으로는 자율신경계를 원래대로 회복하는 데 도움을 주는 한약을 중심으로 수면 및 생활 습관 교정, 식습관 교정을 선택했습니다. 장내 세균 문제나 염증, 장누수 등은 원인으로 꼽히지 않았기 때문에 유산균 제제나 제균제 등 다른 치료 방법은 택하지 않았습니다.

한약은 설사에 활용하는 처방에 환자분의 자율신경 상태에 맞춰 약재를 조절한 뒤 일주일마다 체크를 했습니다. 식단표를 매주 작성하며 저포드맵 식단을 환자분의 상태에 맞춰 조정해나가고, 갑작스런 설사나 복통 시에도 활용할 수 있는 긴급한 식단 변화를 통해 치료 과정이 보다 수월하게끔 했습니다. 수면 및 생활도 규칙적으로 잡아가면서 자율신경계가 충분한 휴식과 회복을 하게끔 유도했습니다.

다행히도 치료 초기부터 설사를 하는 빈도가 점차 줄어들어 1개월 반이 되었을 때는 설사가 완전히 멈추고, 점차 형태를 갖춘 대변을 보게 되셨고, 화장실에 머무르는 시간도 10분 내외로 크게 줄어들었습니다. 환자분의 활동량도 전에 비해 크게 증가하여 이제 혼자 대중교통을 이용하더라도 크게 불안해하지 않게 되었습니다. 드시던 우울증약을 드시지 않아도 불안감이나 수면장애 등의 증상이 크게 높아지지 않고 점차 안정되는 양상이 되었습니다.

　대개 이 정도 증상과 우울증약을 복용하시던 분들은 훨씬 긴 시간 치료해야 이만큼 나아지는데 치료를 열심히 따라와 주어 두 달 정도에 해결할 수 있었습니다.

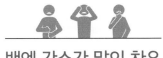

배에 가스가 많이 차요

10대 학생입니다. 배가 자주 아프고 실제로 눈으로 봐도 배가 불러올 정도로 가스가 많이 찼습니다. 가스 차는 증상이 점점 심해져 최근에는 학교도 조퇴한 적이 자주 있었습니다. 대변은 주로 물에 풀어지고 음식이 그대로 나오는 변을 보는데 하루에 3번 정도 가고, 심할 때는 학교에서만 4번 이상 가기도 했습니다. 최근에는 설사를 자주 하고 가스 차는 증상으로 먹는 양이 줄어들면서 체중이 많이 빠졌습니다. 과민성 대장증후군으로 병원 약을 먹고 있지만 큰 효과는 없었다고 합니다.

이 학생은 과민성 대장증후군 설사형 환자입니다. 잘 먹지 못하고 설사를 하는 데다 체중까지 줄고 있으니 영양결핍이 우려되어 유기산 검사를 시행했습니다. 가스가 심하게 차는 것은 위장관의 경련이나 잘못된 움직임이 원인인 경우가 많지만 이렇게 부풀어 오르는 것은 실제 가스가 생성되는 것을 의미하기에 유해균도 함께 볼 필요가 있었죠. 장내 미생물 검사를 시행하려 했으나 유기산 검사에서도 어지간한 유해균 문제는 파악 가능하기에 비용 절감 차원에서 장내 미생물 검사는 보류하였습니다.

유기산 검사 결과 다행히 영양소는 비타민D만 부족했으며, 장내 유해균은 예상대로 과증식된 상태였습니다. 비타민D 부족도 과민대장증후군을 유발할 수 있는 요인이며 장내 유해균 과증식은 많은 가스를 만들어냅니다. 증상을 정확히 설명하는 검사 결과가 나왔기에 원인을 해결하는 데 집중하기로 하였습니다.

치료는 우선 비타민D를 보충하는 영양제와 장내 유해균을 억제하는 천연 식품 및 한약을 중심으로 들어갔습니다. 식사는 학교에서 급식을 먹기 때문에 마음대로 조절할 수 없어서 꼭 피해야 하는 것들만 피하는 방식으로 가볍게 조절하였습니다. 체중이 더 이상 줄지 않도록 식사량을 늘려야 했지만 증상 개선 때까지는 일단 놔두기로 하였고요.

치료 일주일 후부터 가스 차는 증상이 조금씩 완화되었습니다. 보통은 잘 치료되더라도 호전과 악화를 반복하는 경우가 많기에 긴장했지만 다행히 큰 기복 없이 3주 후에는 대변 양상이 호전되어 하루 3회 정도 정상변 형태로 배변했으며, 복통은 전혀 없었다고 합니다. 또한 설사가 멎고 가스 차는 증상이 완화되면서 음식 섭취가 늘어 빠졌던 몸무게가 다시 회복되었습니다. 시험 기간이나 몇몇 스트레스 관리가 안 될 이슈들이 있었으나 애초에 스트레스가 원인은 아니었기에 금방 회복하여 다시 두 달여 지난 후에는 생활에 큰 불편 없는 수준까지 회복하였습니다.

이렇게 원인과 증상이 딱 맞게 명쾌하게 떨어지는 경우엔 원인을 잘 해결해주면 증상 개선이 빠르게 나타날 수 있습니다. 배에 가스가 차는 증상은 장이 나빠질 수 있는 거의 모든 상황에서 보이기 때문에 정확한 원인을 찾는 것이 치료에서 가장 중요한 과정이라 할 수 있습니다. 치료가 계획대로 잘 안되는 경우도 많이 나오는 유형이고요.

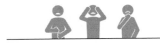

매일 반복되는 심한 설사

　일 많이 하는 평범한 직장인 환자입니다. 학생 때부터 갑자기 시작된 과민성 대장증후군으로 고생하다 8년 전부터 매일 하루 7~8번씩 설사를 하기 시작했죠. 음식을 먹으면 먹을 때마다 화장실을 가기도 하고 그 사이사이에도 가게 되니 하루 종일 화장실 다니는 게 일이었습니다.

　화장실 갈 때마다 배가 사르르 아프고 하루 종일 배가 안 고파도 배에 소리가 많이 났습니다. 그나마 다행인 점은 화장실에 오래 앉아있는 편은 아니라는 것이었죠. 대변을 자주 보는 것에 비해 대변 상태는 그나마 나았습니다. 7~8번씩 설사해도 한두 번 정도는 그래도 형태가 있는 대변을 보았죠. 음식이 그대로 나오는 경우도 2~3일에 한 번 정도 있었습니다. 이 증상들은 고기를 많이 먹으면 심해졌고, 된장, 청국장 같은 음식을 먹어도 나빠졌다고 합니다. 위장 증상도 있었는데요, 조금만 먹어도 위가 딱 차는 느낌이 들었습니다. 병원 약은 안 먹고 있었습니다. 먹으나 안 먹으나 별 효과를 못 보셨다는군요. 그동안 좋다고 하는 각종 유산균 제제를 복용해봤는데 효과는 전혀 없었습니다. 어지간한 병원, 한의원도 다 다녀봤는데 효과를 못 보고 계속 설사로 고통받으셨죠.

　이런 경우가 아주 치료하기 까다로운 경우입니다. 오래되었고, 증상 정도가 심하며 무엇보다 다양한 치료를 모두 시도해보았는데 효과를 본 게 없었습니다. 분명 다른 병원, 한의원에서 활용 가능한 거의 모든 방법을 시도해보았는데도 효과가 없었다는 것은 일반적인 방법으로는 어림도 없다는 것이니까요. 그래도 기죽지 않고 치료하기로 했습니다. 원인을 잘 파악하고 그에 따라 정확한 계획을 세우고 상황에 맞춰 치료에 변화를 주면 못할 것도 없으니까요.

우선 이런 경우는 증상에서 힌트를 많이 얻었습니다. 증상이 음식 영향을 많이 받는다는 점, 먹은 것이 그대로 나온다는 점은 소화시키는 능력 자체가 많이 떨어져 있다는 것을 의미합니다. 소화 효소가 부족하던가 위장관의 움직임이 적절치 못하거나 다른 이유거나, 어쨌건 음식을 잘 분해해서 흡수하는 데 문제가 있다는 의미입니다. 조금만 먹어도 속에서 거부하는 것도 같은 맥락이라고 보여집니다. 그리고 설사를 이렇게 자주한다면 장내 미생물도 정상일 수가 없습니다. 자꾸 설사로 장을 씻어내니 장내에 멀쩡한 상태로 세균들이 자리 잡을 수가 없는 것이죠. 그럼 장관 내 감염에도 취약해지고 이는 다시 설사를 유발하는 원인이 됩니다. 예상대로 이전 병원에서 장내 세균 분석검사를 해봤는데 유해균 비율이 많이 높게 나왔다고 합니다. 대장 내시경도 몇 달 전에 해봤는데 아무 이상이 나오지 않았죠. 장내 세균 분석 검사는 필요한 항목이어서 검사를 진행할 생각이었는데, 이미 해오셔서 따로 진행하진 않았습니다.

이 분은 과민성 대장증후군 설사형 환자분들 중 아주 전형적인 유형입니다. 콩류, 발효음식과 같은 고포드맵 식품에 반응하며, 지방질 있는 음식에 대한 민감성도 높아져 있습니다. 설사형에서 자주 보이는 특징 중 하나죠.

한의학적으로는 식적, 담적과 같은 표현을 쓰는 사용하며, 주로 소화기 활동성이 떨어지면서 필요한 만큼 음식을 잘 소화시키지 못해 나타나는 질환으로 보고있습니다.

치료는 의외로 단순하게 소화기 기능을 높여주는 한약을 활용하고, 보다 소화에 부담은 없으면서 영양 균형을 맞춘 식단을 제공해드렸습니다. 나이가 젊고, 특별히 다른 영양 부족분이 보이지는 않아 영양제를 활용하진 않았습니다. 장내 미생물 문제는 추후 고려하기로 하였습니다. 병이 위중하니 소화력부터 높이고 그다음에 스스로 회복하길 기다리거나 다시 다른 치료 접근을 서서히 해나가려고요.

이후 한 달간 이와 같은 치료 후 복통은 많이 호전되었습니다. 화장실 가는 횟수도 3~4번으로 줄어들었죠. 한 달가량 외식이 잦아 치료에 필요한 식단은 거의 못 지켰고 업무상 음주도 잦았다고 합니다. 그럼에도 한약 효과를 많이 봐서 빠른 증상 개선을 볼 수 있었죠. 식단까지 잘 지켜주시거나 음주만 피해주셨어도 더 많이 좋아지지 않았을까 생각이 들었습니다. 제가 식사때마다 따라다니며 말릴 수는 없으니 식사 관리는 아쉬움을 남기고 계속 치료를 이어갔습니다.

이후 치료는 소화기 활동성을 계속 개선해 나가되, 장내 미생물도 조금씩 신경 써보기로 했습니다. 그리고 식단을 잘 지킬 수 없는 환경에 계신 분이기에 그에 맞춰 사 먹는 음식을 조절하는 방식의 식이 조절법을 다시 제공해드렸습니다. 일정 이상 회복 후에는 유산균 제제를 같이 사용하기 시작했고 시간이 꽤 흐른 뒤 치료 마무리가 잘 되었습니다.

이런 사례를 보더라도 과민대장증후군에서 식단관리는 치료에 절대적인 영향을 미치지는 않습니다. 하지만 잘 지켜주지 않는다면 재발을 잘 하기 때문에 꼭 신경 써서 지켜줘야 합니다. 이 분은 이후에 연락이 되지 않아 어떻게 지내시는지는 모르겠네요.

긴장하면 심해지는 과민대장증후군

매일 아침마다 발생하는 복통과 긴장 시 심해지는 과민대장증후군으로 오신 환자분입니다. 아침에 일어나면 배가 살살 아프거나 음식을 먹으면 아플 것 같은 느낌이 들었고, 설사가 동반되기도 했습니다. 복통이 있으면 배에서 꾸르륵하는 소리가 나고 긴장하거나 스트레스를 받으면 제반 증상이 악화되었습니다. 배가 아프면 설사를 했다가 조금 나아지면 변비로 변하는 과민성 대장증후군 변비 설사 교대 양상을 나타내고 있었습니다. 불면증으로 치료를 1년 이상 받았으며, 최근에는 나아진 편이지만 한 주가 시작되기 전 일요일 밤에는 특히 잠을 못 이루고 가슴이 두근거리거나 불안한 증상이 나타나기도 합니다.

증상 이야기만 들어도 치료 방향이 나올 듯합니다. 불면증이 오래되었고 증상도 음식이나 다른 요소보다는 긴장, 스트레스에 반응하고요. (아침 기상 시간은 하루 중 몸이 받는 스트레스가 가장 큰 시간대 중 하나입니다) 이를 확실히 하고자 HRV 검사를 진행하였습니다. 역시나 자율신경계의 불균형이 크게 나타났고 치료 방향은 이를 교정하는 것을 우선시하였습니다.

이분은 전형적인 과민성 대장증후군 교대형 환자입니다. 설사형, 변비형에 비해 긴장, 스트레스에 반응하는 분들이 많은 것이 특징입니다. 스트레스로 장의 경련성 운동이 늘면서 장 연동 속도에 따라 설사가 되었다 변비가 왔다 하는 것이죠. 따라서 장 자체보다는 자율신경계가 스트레스의 영향을 덜 받게 하는 방향의 처방을 활용하였습니다.

한 달 후 내원하셨을 때에는 상태가 많이 좋아지셨습니다. 처음보다 50~60% 복통이 호전되어 발생 빈도나 지속시간이 짧아졌습니다. 검사상 자율신경계도 차츰 나아지고 있는 것이 보였고요. 하지만 전반적인 호전도에 비해 복통이 아직 심한 편이어서 다른 원인을 찾기 위해 유기산 검사를 시행하였습니다. 검사 결과 몇몇 영양소 결핍과 장내 유해균 문제가 나왔으며, 처방에 유해균 억제하는 약재를 함께 활용했습니다.

다시 한 달 후에는 주관적으로 느끼는 증상이 처음보다 70~80% 이상 좋아져 일주일에 한 번 정도, 아주 안 좋은 상황에서만 증상이 발생하는 정도까지 호전되었습니다. 정서적으로 긴장하고 불안한 증상도 조금씩 호전되고 있었고요. 이후에는 충분히 호전도에 만족하셨는지 내원하지 않아 경과를 알 수 없었습니다.

이 유형은 내성적인 분들, 학생들에게서 많이 보입니다. 과민대장증후군 증상으로 가장 잘 알려진 증상이기도 하고요. 자율신경계 문제를 중심으로 다른 원인을 한두 가지 함께 갖고 있는 경우가 대부분이며 주변에서 "네가 소심해서 그래, 좀 덜 스트레스 받도록 해봐." 이런 이야기를 가장 많이 듣게 되는 분들이기도 합니다. 하지만 정신적으로 스트레스 관리가 안 돼서 병이 난 것이 아닌, 몸이 스트레스에 잘못 반응하여 나타나는 병인 만큼 치료를 꼭 하는 것이 좋습니다.

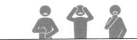

배에서 소리가 많이 나요

　배에서 소리가 많이 나서 찾아오는 분들이 의외로 많습니다. 특히나 수험생들이 조용한 독서실에서 방해되는 일이 많아 찾아오는데요, 배에서 소리가 나서 조용한 공간을 이용하지 못한다면 여러모로 불편할 것입니다. 회사에서 자꾸 소리가 나서 주변 눈치 보는 분들도 종종 오시고요.

　이 환자분도 수험생입니다. 음식을 뭘 먹어도, 조금만 먹어도, 심지어는 물만 마셔도 소리가 나서 수업시간 근처에는 음식을 전혀 먹지 않고, 독서실에 가지 못하고 집에서만 공부한다고 합니다. 자꾸 속을 신경 쓰다 보니 공부에 집중도 안 되고 삶의 질이 많이 떨어지는 모습도 보이고요.

　배에서 소리가 나는 것은 여러 원인이 있는데요, 많은 부분은 배에 가스가 차는 것에 기인합니다. 물병을 하나 흔든다고 생각했을 때, 물이 가득 찬 물병, 완전히 비어있는 물병, 반쯤 차 있는 물병 중 어느 것이 가장 소리가 많이 날까요? 반쯤 찬 물병일 것입니다. 장이 움직일 때 속이 완전히 비었거나 꽉 차 있다면 소리가 안 나겠지만 가스와 음식물이 적당히 섞여있다면 움직일 때 소리가 나겠죠. 그렇기 때문에 소리 나는 것은 가스 차는 것과 비슷하게 보고 치료합니다.

　이 환자의 경우 음식을 먹으면 종류 불문 소리가 난다고 했습니다. 그럼 평상시에도 가스가 어느 정도 차 있고, 음식 자극으로 위장이 움직이는 순간 소리가 바로 시작된다는 것이죠. 치료는 가스를 제거하고 위장 운동을 진정시키는 방향으로 가기로 했습니다. 사실 위장 운동을 진정시킬 필요까진 없었지만 환자 본인이 마음이 급했고 빨리 낫길 원해서 약간 과하게 치료를 들어갔습니다.

치료는 검사를 통해 유해균을 확인하여 제거하는 것이 우선입니다. 가스를 발생하는 주요 원인 중 하나이기 때문이고, 다른 원인을 의심할 증상이 없었기에 유해균 제거에 중점을 두었습니다. 제균에 도움되는 한약재, 식품을 활용했고 치료 초기부터 유산균을 함께 복용하였습니다.

치료 시작 이후 한 달 정도 좋아졌다 도로 나빠졌다를 반복한 후 다시 2~3주에 걸쳐 천천히 나아졌습니다. 치료 두 달째에 접어들면서는 소리가 눈에 띄게 줄긴 했지만 아직 나긴 해서 신경 쓰이는 정도까지 도달했습니다. 다시 한 달 후 신경 쓰이지 않는 수준까지 나아졌고 그 후엔 1년에 한두 번 정도 좀 안 좋을 때가 있는 정도를 유지하고 있습니다.

배에서 소리 나는 문제는 연구된 것이 많이 없습니다. 죽고 사는 문제도 아니고 아주 조용한 공간에서 지내야 하는 사람이 아니라면 소리가 좀 나도 신경 쓰지 않는 경우가 대부분이기 때문이죠. 그래서 원인을 정확히 찾지 못해 치료가 한 번에 딱 맞지 않는 경우도 있지만 잘 찾아낸다면 그만큼 효과를 보는 증상이기도 합니다.

버스만 타면 화장실에 가고 싶어져요

30대 남성입니다. 10년 이상 된 설사형 과민성 대장증후군 환자로 평소 음식도 조심하고, 술도 안 마시며 나름의 관리를 열심히 해오신 분입니다. 주 증상은 버스만 타면 긴장하고, 버스 타기 전 화장실에 두 번 정도 다녀오는 것이었습니다. 화장실을 갈 수 없는 다른 상황에서도 비슷한 증상이 나타났으며, 특히 버스 타기 직전 나타나는 설사는 급박하고, 배가 아프면서 참기 힘든 급한 설사가 나타났습니다. 그럭저럭 지내다 직업상 출장 다닐 일이 많아지면서 버스 탈 일이 많아지며 고민하다 내원하셨습니다.

대변은 버스를 안 타도 하루 두세 번 정도 경미한 설사를 하고 있었죠. 잔변감도 심해 한 번에 30~40분은 기본으로 앉아있어야 했습니다. 이분은 설사형 과민성 대장증후군 중 정서에 영향을 많이 받는 유형입니다. 따라서 다른 검사에 앞서 HRV 검사를 먼저 시행하였고, 검사 결과 피로 지수도 높고, 만성 스트레스에 시달렸으며 이에 따라 교감신경 항진을 보여 장 신경계가 제대로 제어되지 못한 것으로 보았습니다. 평소 몸 관리를 잘하는 분이니 다른 문제는 있을 가능성이 낮아 보여 따로 체크하지 않았고요.

치료는 장내 신경계를 정상화하고, 만성 스트레스로 예민해진 교감 신경계를 진정시키는 한약 치료를 우선적으로 활용하였습니다. 또한 평상시 대변 양상이 기본적으로 소화력이 많이 떨어진 분으로 보였기에 저포드맵 식단과 동시에 소화 잘되는 음식을 골라 실천할 수 있도록 도와드렸습니다.

처음 2주간 한약을 복용하면서 평상시 대변 보는 횟수는 하루 1~2회 정도로 거의 정상적으로 바뀌었죠. 하지만 버스탈 때 긴장되고 힘든 증상은 큰 개선이 없었습니다. 호전세를 보이는 걸 보니 아직 시간이 더 필요한 것으로 생각하고 치료를 좀 더 이어갔습니다. 사실 환자분들이 이런 시기를 가장 힘들어하십니다. 글로 보니 2주, 한 달 금방이지 하루하루 고통이 끝나지를 않고 언제 끝날지도 모른 채 치료를 이어간다는 것이 결코 쉬운 일은 아닙니다.

4주 치료 후 드디어 버스 탈 때 불안한 증상이 개선되기 시작했습니다. 금방 쏟아질 것 같은 설사 느낌이 그래도 급하지 않게, 그런 느낌 없이 뱃속이 기분만 불안한 정도를 유지했습니다. 또한 30~40분씩 걸리던 배변 시간도 20분 이내로 줄었죠. 버스에 타기 전 두 번씩 가던 화장실도 가지 않고 버스를 탈 수 있게 되었습니다.

다시 한 달 후 버스를 편하게 탔습니다. 더 이상 터미널에 도착하면 화장실부터 다녀올 필요 없이, 여유있게 승차 후 갈 수 있어서 좋았다고 합니다. 버스와 무관하게 안 좋은 음식을 먹으면 가끔 한 번씩 설사하긴 하지만, 내원 목적이었던 버스 타는 것을 무난히 해결했기 때문에 마무리 치료하고 전체적인 치료를 종결하였습니다. 이후 2년 정도 더 관찰했지만 특별히 안 좋은 점 없이 잘 지내셨습니다.

아주 모범적으로 잘 치료된 경우입니다. 환자분이 자기관리가 철저했고 덕분에 좋은 방법만 알려드리면 잘 실천하여 효과를 바로바로 볼 수 있었습니다. 특히나 긴장, 스트레스에 민감한 분들은 생활 습관 관리가 꼭 동반되어야 하는데, 이 부분이 잘 안 된다면 치료가 정말 오래 걸릴 수도 있습니다.

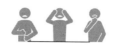

가스실금

　가스실금 환자분들은 의학적으로는 공통점이 뚜렷하게 보이진 않는데 병이 시작된 계기나 악화 요인에서는 비슷한 패턴을 보이는 경우가 많습니다. 이제 이야기할 환자도 마찬가지입니다. 이 환자는 고등학생으로 초기에는 가스가 많이 차고, 가스 배출이 자주되었는데 수업시간에 자꾸 참다 보니 나중에는 새어 나오기 시작했다고 합니다. 그때로부터 시간이 많이 지난 지금은 참다 새는 것이 아니라 아예 참아지질 않았다고 하네요.

　부수적인 증상으론 복부 팽만감, 변비, 복통 등이 있었고 가스실금이 심해질 때 같이 심해지는 증상이라고 했습니다. 스트레스와 몇몇 음식에 대해선 정확한 악화 반응을 보이기도 했고요.

　이 분은 스트레스와 음식에 모두 영향을 받는 것을 보니 자율신경 문제, 장활동성 문제, 장내 세균총 문제를 모두 의심할 수 있었습니다. 증상이 워낙 다양했고 기간도 오래되었으니 복합적인 원인을 모두 확인하기 위해 두 가지 검사를 했습니다. 복잡할수록 정확한 진단이 중요하니까요. 자율신경계 문제를 보기 위한 HRV 검사, 장내 세균을 확인해볼 장내 미생물 검사를 진행했습니다. HRV 검사상 교감신경이 과항진 되어있었고, 장내 유해균이 높은 편이었으나 심각하진 않았습니다. 교감신경 항진으로 장운동이 저해되어 변비가 오고, 그러면서 유해균이 만든 가스가 팽만감과 실금으로 이어지는 상황으로 보였죠.

따라서 치료는 교감신경 항진을 해결하여 자율신경계 균형을 맞추는 것을 중심으로 가기로 했습니다. 다만 이게 순식간에 해결될 문제는 아니기에 좀 더 빠른 효과를 위해 직접적으로 장운동을 높이고 가스 생성을 줄이는 치료를 병행하기로 했죠. 긴 치료 기간 동안 가스실금으로 계속 고생할 수는 없으니 임시방편과 원인 치료를 병행하는 것입니다.

좀 더 구체적으로는 자율신경계를 안정시키는 한약과 침술을 중심으로 장운동을 높이는 약재를 추가했습니다. 식사 관리는 장에 가스 생성을 줄이는 식단과 섬유질이 풍부한 식단을 적절히 조화시켰습니다.

다행히도 이러한 임시방편이 잘 먹혀서 초기 치료는 성공적이었습니다. 3주 만에 현저하게 가스실금이 줄어들었고 복통도 따라서 감소하기 시작했죠. 문제는 학생이다 보니 주기적으로 시험을 보고, 이때마다 증상이 확 나빠졌습니다. 문제의 핵심인 자율신경 불균형이 해결되지 않아서 그런 것인데요, 임시방편만으로 병을 해결할 수 없는 것이 이런 이유 때문입니다.

이후 장기적으로 치료하면서 전반적으로 자율신경균형도 차차 잡혀가고, 시험 때마다 나빠지긴 하지만 그 정도가 점점 견딜만한 수준으로 나아져서 무난하게 치료를 끝마칠 수 있었습니다. 중간에 유해균 비율을 낮추기 위해 유산균 제제도 사용했고, 자율신경 균형을 좀 더 빨리 잡아내기 위해 약재도 여러 번 바꾸고 약침까지 활용했습니다. 총력을 기울여서 해결할 수 있었죠.

보통 과민대장증후군으로 내원해주시는 환자분들은 주로 호소하는 증상

무관하게 설사 변비 교대형이거나 설사형인 경우가 많습니다. 실제 통계상으로도 변비형은 드문 편이고요. 가스실금의 경우엔 변비와 동반되는 경우가 좀 더 많은 편입니다. 아무래도 변이 장에서 오래 머물면 가스 생성이 늘어나서 관련 있지 않을까 생각해봅니다. 다행인 건 설사와 병행되는 가스실금보다는 변비를 동반한 가스실금이 치료 난이도가 낮다는 점입니다. 그래도 다른 타입보단 많은 인내와 노력이 필요하긴 하지만요.

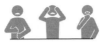

배가 아파요

배가 아픈 복통은 한 가지 증상이지만 실상은 정말 다양한 모습을 보입니다. 콕콕 찌르는 통증, 쥐어짜는 느낌, 뻐근한 느낌, 후비는 듯한 통증, 타는 듯한 아픔 등 양상도 다양하죠. 통증이 다양한 것은 통증을 유발하는 원인이 다양한 것에서 출발합니다. 가스가 많이 차면서 장이 팽창하거나, 경련을 일으켜서 아픈 경우, 장의 움직임이 너무 느리거나 빨라 생기는 문제, 염증이나 상처로 인한 아픔, 심지어는 장의 문제가 아닌데도 장이 안 좋은 것처럼 느껴지는 복통까지 있습니다. 이런 다양한 상황에서 모두 복통이 일어날 수 있고 뱃속의 상태에 따라 느껴지는 통증의 종류가 달라지게 되죠.

안타까운 점은 책 초반에 이야기한 것처럼 장은 감각이 정확한 기관이 아니기 때문에 복통 감각만 갖고는 아픈 위치나 원인을 정확히 잡아낼 수는 없다는 것입니다. 똑같은 찌르는 복통도 어떤 사람은 가스차서 그럴 때가 있고 어떤 사람은 경련이 일어나서 그러는 경우가 있죠. 따라서 복통과 수반되는 다른 증상이나 검사 결과를 두고 원인을 파악해야 정확한 진단이 가능해집니다. 아래 환자도 마찬가지로 접근하였습니다.

이 환자는 잦은 복통으로 내원하셨습니다. 배가 자주 아픈 게 3년이 넘었다고 하네요. 아랫배가 쿡쿡 쑤시는 통증이 있었고 하루종일 왔다 갔다 하며 지속된다고 하였습니다. 배에 가스도 많이 차고 실제로 배가 빵빵하게 나와 벨트를 풀어야 한다고 했죠. 대변도 변비와 설사가 왔다 갔다 하고 소화도 늘상 안되는 편이었습니다. 증상을 악화시키는 특별한 요인은 없이 늘상 비슷하게 안 좋았다고 했습니다. 스트레스나 음식 영향도 크지 않고요.

변비와 설사가 교대로 오는 것은 앞서 살펴본 대로 장의 경련성 운동이 원인인 경우가 많습니다. 장의 경련은 통증을 수반하기 때문에 복통을 잘 설명할 수 있기도 합니다. 다만 경련성 통증이면 아무래도 경련 시 통증이 있고 경련이 없으면 회복되는 경우가 많습니다. 즉, 통증이 심한 순간이 오고, 괜찮다가 아팠다가 이런 양상으로 오는 경우가 많기 때문에 현재 복통에는 잘 맞아떨어지지 않죠. 오히려 가스가 굉장히 많이 차는 것이 원인이 아닐까 의심했습니다. 가스로 장이 팽창되면서 통증이 온다면 하루 종일 통증이 있는 것이 쉽게 설명되니까요.

두 가지 의심되는 원인을 놓고 고민하다가 좀 더 유력한 후보인 가스 문제부터 해결하기로 하였습니다. 장관 내에서 가스를 많이 만드는 음식 섭취를 줄이게 하고 가스 배출을 돕는 한약을 활용했습니다. 그 결과 일주일 만에 복통이 견딜 만한 수준으로 감소하였습니다. 가스도 많이 줄고 소화도 좀 나아졌죠. 하지만 방심할 수는 없었습니다. 다른 과민대장증후군 증상도 마찬가지지만 특히나 복통의 경우 잘 낫다가 한 번씩 확 나빠지는 경우가 자주 찾아오기 때문이죠.

이번 경우에도 치료 3주차까지는 무난하게 회복하고 있다가 갑자기 복통이 심해지는 시기가 찾아왔습니다. 특별한 원인 없이 배가 원래처럼 아파왔고, 이러한 현상이 병이 다시 깊어지거나 질병 상태가 바뀐 것을 의미하진 않았기에 그대로 치료를 유지하였습니다. 다시 1주일이 지나면서 원래대로 회복세를 타고 나아지고 있었습니다.

2주 후, 쥐어짜는 듯한 심한 복통이 드문드문 나타나기 시작했습니다. 가스 문제를 해결함으로써 평소의 복통은 잡았지만 장관의 경련성 운동으로 인한 복통은 해결되지 않은 것이죠. 이 분은 두 가지 의심되는 원인을 모두 갖고 있었고 한 가지가 해결되니 다른 한 가지가 수면으로 나오게 된 경우였습니다.

치료는 당연히 장운동을 진정시키고 경련성 운동을 줄이는 한약을 활용했습니다. 수면 및 생활 규칙성도 잡아줘야 했지만 수험생이라 이런 부분에서는 한계가 있었고요. 그래도 다행히 약이 잘 들어줘서 두 달에 걸쳐 남은 증상도 거의 사라지게 되었습니다. 중간중간 복통이 몇 번 오긴 했지만요.

대체적으로 과민대장증후군으로 인한 복통은 쉽게 잡히는 편입니다. 일부 완고한 복통을 빼놓고는 치료율이 높은 증상 중 하나죠. 하지만 장의 문제가 아닌 다른 장기(자궁, 난소, 방광 등)나 원인이 뚜렷이 보이지 않는 경우 뭘 해도 잘 안 낫는 고질병으로 빠지기도 합니다. 따라서 쉽지만 방심할 수는 없는 증상이죠.

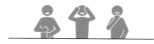

과민대장증후군 변비

과민대장증후군에서 의외로 변비는 흔치 않은 증상입니다. 변비가 있더라도 설사와 교대로 나타나는 경우가 대부분이고 오로지 변비로 고생하는 경우는 드물죠. 우리 주변에서 보이는 변비의 대부분은 단순한 만성 변비로 분류되고 과민대장증후군으로 분류되는 경우가 적은 것도 한몫할 겁니다. 실제로 변비 때문에 내원하는 비율도 높지는 않은 편이고요. 그래도 분명 변비형 과민대장증후군으로 고생하는 분들이 계시기에 치료 사례를 한번 살펴보도록 하겠습니다.

이 환자분은 40대 여성분이십니다. 변비가 너무 심하고 가스도 많이 차고 배에서 소리도 심하게 나는 환자분이셨죠. 몇 달 전 스트레스 받는 일로 증상이 시작되었는데 그 뒤로 몇 달째 이러니 너무 힘들어서 내원하시게 되었습니다. 점점 증상도 심해지고 있어서 무섭기도 했고요. 대변은 일주일에 두 번을 간신히 보고 보통의 변비 환자들처럼 단단한 변을 보고 있었습니다. 배변 시 복통도 있었고요. 특징적인 증상으로는 배와 몸이 차갑다는 점이 있었습니다.

한의학에서는 이런 분들을 몸이 차서 생기는 변비로 보고 치료합니다. 현대 의학으로 풀어보면 장 움직임이 느려지면서 나타나는 서행성 변비와 비슷한 것이죠. 장이 정상적으로 움직이면—우리 몸의 모든 근육이 그렇듯—열이 발생하게 되는데 움직임이 적어지니 온도가 평소보다 낮아지게 되는 것입니다. 다만 이분을 서행성 변비로 보지 않고 과민대장증후군으로 본 이유는 질병 원인이 스트레스이기 때문입니다. 스트레스로 시작되었고 긴장으로 악화되는 패턴을 보였기에 HRV 검사를 시행하였고, 여기서 자율신경 불균형을 확인하였습니다.

치료는 원인에 맞춰 자율신경 균형을 찾아주는 치료를 활용했습니다. 변비가 위급할 정도로 심한 것은 아니었기에 대변을 억지로 내보내는 약은 사용하지 않았고요. 식단은 식이섬유를 많이 늘리면 이런 분은 오히려 변비가 심해질 수 있어서 평소대로만 하게 했습니다.

치료 초기에는 변을 내보내는 약을 쓰지 않아 거의 효과가 없었습니다. 변비 자체는 거의 3주간 큰 변화가 없었죠. 하지만 환자분의 피로나 심리적 안정 부분이 회복하는 것을 확인하였기에 치료 방향을 고수하였습니다. 그 결과 4주차를 지나면서 변을 정상 범주에서 보기 시작하였고 여러모로 증상이 차차 나아져 한 달 후 치료를 종결할 수 있었습니다.

보통 변비에는 양한방 모두 장 움직임을 빠르게 하는 처방을 활용합니다. 혹은 삼투성으로 장 내에 물을 가득 채우는 처방을 사용하죠. 당장 변이 안 나가니 장을 마구 자극해서 변을 빨리 내보내게 하는 방법들입니다. 이러한 방법은 효과가 빠르나 원인을 해결하는 것이 아니기에 좋은 치료 방법이라 보긴 어렵습니다. 약을 끊으면 금방 다시 나빠지니까요. 급할 때는 종종 사용할 수 있지만 결국은 원인 치료가 병행되어야 진짜로 나을 수 있습니다.

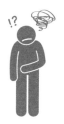
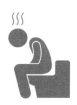
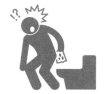

굿바이
과민대장
증후균
- 개정판 -

개정판 1쇄 발행 2021. 3. 19.

지은이 이진원
펴낸이 김병호
편집진행 조은아 | **디자인** 정지영
마케팅 민호 | **경영지원** 송세영

펴낸곳 주식회사 바른북스
등록 2019년 4월 3일 제2019-000040호
주소 서울시 성동구 연무장5길 9-16, 301호 (성수동2가, 블루스톤타워)
대표전화 070-7857-9719 **경영지원** 02-3409-9719 **팩스** 070-7610-9820
이메일 barunbooks21@naver.com **원고투고** barunbooks21@naver.com
홈페이지 www.barunbooks.com **공식 블로그** blog.naver.com/barunbooks7
공식 포스트 post.naver.com/barunbooks7 **페이스북** facebook.com/barunbooks7

바른북스는 여러분의 다양한 아이디어와 원고 투고를 설레는 마음으로 기다리고 있습니다.